重庆市沙坪坝区科学技术委员会科普资助项目

健康中国行之健康科普知识进农村丛书

儿童常见疾病预防

总主编　杜亚明　刘怀清

主　审　徐新献　刘怀清

主　编　郑　惠　詹　学

副主编　杨　红　李奇志　林文璇

编　者（按姓氏笔画排序）

王玉婷　伍燕飞　任艳梅　李　瑛　李蜀媛

杨治国　何艳斯　张　谦　张桂辉　张舰文

胡华芸　姚晓敏　黄延凤　黄洪云

U0294892

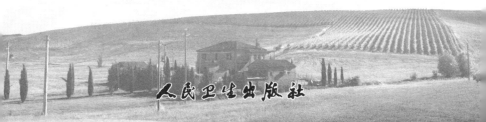

人民卫生出版社

图书在版编目（CIP）数据

儿童常见疾病预防/郑惠,詹学主编. —北京:人民卫生出版社,2017

（健康中国行之健康科普知识进农村丛书）

ISBN 978-7-117-23564-8

Ⅰ.①儿…　Ⅱ.①郑…②詹…　Ⅲ.①小儿疾病-常见病-预防　Ⅳ.①R720.1

中国版本图书馆 CIP 数据核字(2016)第 296871 号

人卫智网	www. ipmph. com	医学教育、学术、考试、健康,
		购书智慧智能综合服务平台
人卫官网	www. pmph. com	人卫官方资讯发布平台

儿童常见疾病预防

主　　编：郑　惠　詹　学
出版发行：人民卫生出版社（中继线 010-59780011）
地　　址：北京市朝阳区潘家园南里 19 号
邮　　编：100021
E - mail：pmph @ pmph. com
购书热线：010-59787592　010-59787584　010-65264830
印　　刷：三河市潮河印业有限公司
经　　销：新华书店
开　　本：850×1168　1/32　印张：5.5
字　　数：97 千字
版　　次：2017 年 4 月第 1 版　2017 年 4 月第 1 版第 1 次印刷
标准书号：ISBN 978-7-117-23564-8/R · 23565
定　　价：17.00 元
打击盗版举报电话：010-59787491　E-mail：WQ @ pmph. com
（凡属印装质量问题请与本社市场营销中心联系退换）

　　《健康中国行之健康科普知识进农村丛书》是"接地气，顺趋势，应民意，长知识"之作，此丛书是针对城乡居民及广大农村留守人群的健康卫生、心理疏导、权益保障、子女教育、老年疾病防治等方面科普知识宣传教育的书籍。此书是由医学专家编写，但对健康知识讲解、切贴百姓、通俗易懂、图文并茂，兼顾了我国当前城镇农村人群健康科普知识现状而撰写，可满足广大城乡居民、农民朋友对健康知识的渴求，适用于广大基层大众阅读、推广应用。

　　2016 年 8 月全国卫生与健康大会上，习近平总书记强调"没有全民健康，就没有全面小康"，因此启迪广大基层民众的健康思维，开启健康教育，就成为实现全民健康、提高人民大众科学素养的重要任务与责任。全民健康不仅要让基层的医疗水平普遍提高，也要以提高基层大众健康知识素养为基石；《健康中国行之健康科普知识进农村丛书》著书目的与国家卫计委践行"健康中国行——全民健康素养促进活动"不谋而合，为此次活动提供了优质而全面健康知识科普书籍。本丛书9本分册，有《常见疾病防治小妙招》《儿童常见疾病预防》《儿童卫生保健》《儿童心理疏导》《妇女卫生保健》《家庭急救知识》《老人常见病防治》《老人常见疾病的家庭康复》《老年残疾家庭护理》。本丛书知识全面具体，弘扬健康理念、传承科学思维，让普通百姓也可以拥有更多的渠道接受养生、防病、医疗方面的科学知识，贴合我国的社会发展现状、紧跟当代国人生活节奏的科普教育，必将在提高基层大众健康素养方面发挥重要的影响和作用。

王正国

中国工程院院士

2016 年 12 月 8 日

儿童是祖国的希望。我国儿童占全国总人口的1/3，其身心健康直接关系到民族兴衰和国家发展。随着我国社会经济和医学科学的快速发展，占我国人口1/3儿童的安全和健康受到全社会的关注。为了改善我国儿童的健康水平，国务院先后制定了《中国儿童发展纲要（2000—2010年)》和《中国儿童发展纲要（2011—2020年)》。为此我们依据《中国儿童发展纲要（2011—2020年)》的主要目标和策略措施要求，按照儿童生理、心理和疾病特点，针对农民朋友和城乡居民的实际需求，特编写了《儿童常见疾病预防》一书，以期为儿童提供行之有效的疾病预防措施，以保障儿童的身心健康。

全书包括绪论、新生儿常见疾病预防、儿童常见出生缺陷预防、儿童常见遗传代谢和内分泌疾病预防、儿童常见营养障碍性疾病预防、儿童常见感染性疾病预防、儿童常见免疫性疾病预防、儿童神经心理行为障碍预防、儿童常见意外伤害预防、儿童常见五官疾病预防等 10 个方面的内容，突出预防为主、保健为重的特色。

　　本书编写力求科学、严谨、准确、简单和实用，以满足广大人民群众所需；但是，由于水平和时间的限制，本书难免存在缺点和不足之处，敬请读者在使用中提出宝贵意见和建议。

郑　惠

2016 年 11 月

第一章

绪 论

一、儿童年龄分期及其特点有哪些

由于儿童在不同年龄时期其解剖结构、生理功能、心理活动和疾病特点等存在非常大差异；因此，为了通过有效的措施，保证儿童身心健康，临床实际工作中将儿童年龄分为胎儿期、新生儿期、婴儿期、幼儿期、学龄前期、学龄期和青春期。

1. 什么是胎儿期？胎儿期有哪些特点？

胎儿期是指从受精卵形成到胎儿出生为止，共40周。胎儿期具有以下特点：①胎儿期依赖母体进行生长发育，孕母的健康对胎儿的存活和生长发育有直接影响；②母亲妊娠期间如受外界不利因素影响，包括感染、营养缺乏、心理创伤、严重疾病、滥用药物和（或）烟酒、接触放射性物质及毒品等，都可能影响胎儿的正常生长发育，导致先天畸形、生长发育障碍、死胎、流产、早产等严重后果。

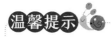

温馨提示

　　胎儿借助脐带与母亲息息相通，胎儿生长直接受母亲身心健康的影响。

2. 什么是新生儿期？新生儿期有哪些特点？

　　新生儿期是指自胎儿娩出脐带结扎开始至未满28天的时期。按年龄划分，此期实际包含在婴儿期内，但由于此期婴儿在生长发育和疾病方面均具有非常明显的特殊性，且发病率和死亡率均非常高，因此将婴儿期中的这一个特殊时期单独列为新生儿期。新生儿期具有以下特点：①新生儿脱离母体独立生活，但其机体发育尚未成熟，适应外界环境的能力差；②新生儿发病率（如早产、产伤、缺氧、感染、先天畸形等）和死亡率高，尤以早期新生儿（第一周新生儿）最高。

温馨提示

　　新生儿脱离母体后，由于机体发育不成熟，其患病率和死亡率非常高，需要加强保健。

3. 什么是婴儿期？婴儿期有哪些特点？

　　婴儿期是指自出生后到满1周岁之前的时期。婴儿期具有以下特点：①婴儿期生长发育迅速：与出生时比较，身高由 50cm 增长到 75cm 左右，体重由

3. 0kg 增加为 9. 0kg 左右，头围由 34cm 增长到 46cm 左右。②婴儿对能量和营养素的需要量较多，但是各器官系统发育不成熟，难以适应对大量食物的消化吸收，容易发生消化功能紊乱和营养缺乏性疾病。③婴儿期来自母体的免疫抗体于生后 6 个月逐渐消失，而婴儿自身的免疫功能尚未发育成熟；因此，抗感染能力弱，易患各种感染性疾病。

温馨提示

　　婴儿生长发育迅速，对营养的需求量大；但各系统器官发育不成熟，容易发生腹泻、贫血、佝偻病等，应早期预防。

4. 什么是幼儿期？幼儿期有哪些特点？

　　幼儿期是指自 1 周岁至满 3 周岁之前的时期。幼儿期具有以下特点：①幼儿期体格生长发育速度较婴儿期缓慢，2 岁时体重约为 12. 0kg，3 岁时体重约为 14. 0kg；2 岁末身长约为 87cm，3 岁末身长约为 96cm。②幼儿期智能发育较快，语言、思维及自我意识发展迅速；开始走路，活动范围扩大、接触社会事物渐多、好奇心强、对危险的识别和自我保护能力差，意外伤害发生率非常高。③幼儿对能量和营养素的需求量仍然较高，各器官系统发育仍不完善；因此，容易患营养缺乏性疾病和感染性疾病。

3

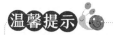

　　幼儿由于好奇心强，自我保护能力差，容易发生意外伤害，应加强意外伤害的防范。

5. 什么是学龄前期？学龄前期有哪些特点？

　　学龄前期是指自 3 周岁至 6 ~ 7 岁入小学前的时期。学龄前期具有以下特点：①学龄前期体格生长发育处于稳步增长状态，体重年增长值约为 2.0kg，身高每年增长 5 ~ 7cm。②学龄前期智能发育更加迅速，求知欲、模仿性和可塑性强，但对危险的识别和自我保护能力有限，意外伤害发生率高。③学龄前期免疫系统功能逐渐成熟，自身免疫性疾病（如风湿热、急性肾小球肾炎、肾病综合征等）和恶性肿瘤发病率增高。④5 ~ 6 岁时儿童乳牙开始松动脱落，恒牙开始依次萌出；如果不重视口腔卫生，容易发生龋齿。

　　学龄前期儿童模仿性强，对危险的识别能力不足，容易发生意外伤害，应加强教育。

6. 什么是学龄期？学龄期有哪些特点？

　　学龄期是指自入小学（6 ~ 7 岁）至青春期前的时

期。学龄期具有以下特点：①学龄期体格生长稳步增长，体重年增长值约为2.0kg，身高每年增长5～7cm，骨骼处于成长发育阶段。②学龄期认知能力发育逐渐完善，是接受教育的重要时期。③除生殖系统外，其他系统发育接近成人；容易发生近视、龋齿、心理和行为障碍，免疫性疾病和恶性肿瘤发病率较高。

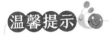

温馨提示

　　学龄期儿童学习任务繁重，容易发生近视，应早期预防。

7. 什么是青春期？青春期有哪些特点？

　　青春期是指从第二性征出现到生殖功能基本成熟、身高停止增长的时期。青春期年龄范围一般为10～20岁，女童的青春期开始年龄和结束年龄都比男童早2年左右。青春期具有以下特点：①青春期体格生长发育再次加速，出现第二次高峰。体重每年增长4.0～5.0kg，身高男性每年平均增长9cm、女性每年平均增长8cm，持续2～3年。②青春期第二性征和生殖系统迅速发育，并逐渐成熟，性别差异明显；神经内分泌调节功能不稳定，容易发生内分泌紊乱性疾病和心理行为障碍。

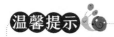

　　青春期性别差异明显，容易发生心理行为问题，应及时进行性健康教育。

二、儿童疾病预防的常用措施有哪些

　　儿童时期是机体处于不断生长发育的阶段，其自身防护能力较弱，易受各种不良因素的影响而导致疾病的发生和心理行为障碍；因此，儿童疾病预防的常用措施包括：生活护理与喂养、体格锻炼、计划免疫、培养良好的生活习惯和社会适应能力、新生儿疾病筛查、定期健康检查和生长监测、儿童伤害的预防等有效措施。

1. 怎样为新生儿保暖？

　　新生儿出生后应立即用预热的毛巾擦干，并采取各种保暖措施，使室内温度尽可能达到 22～24℃（无条件时可用热水袋保暖）。早产儿、低出生体重儿、低体温儿出生后应置于自控开放式抢救台上或保温箱中，并根据体重、年龄选择适当的环境温度，使新生儿腹壁的温度维持在 36.5℃左右。

6

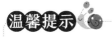

温馨提示

　　新生儿出生后及时正确保暖非常重要，以减少新生儿寒冷损伤综合征的发生。

2. 新生儿皮肤黏膜怎样护理?

　　新生儿应注意保持脐带残端清洁和干燥，每天用75％乙醇棉签擦洗脐带残端和脐窝，一般脐带残端于生后3～7天脱落。婴儿尿布应选用柔软吸水性好的棉布制作，勤洗勤换，以防止红臀或尿布疹的发生；如发现颈部、腋下、腹股沟、臀部等部位皮肤潮红时，可用消毒的植物油或鞣酸软膏涂抹。新生儿应勤洗澡，勤换衣物，保持皮肤清洁。

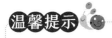

温馨提示

　　新生儿皮肤护理是减少新生儿脐炎和新生儿败血症发生的有效措施。

3. 应该为新生儿和婴儿选择什么样的衣物?

　　新生儿的衣物应具备色浅、柔软、宽松、不妨碍肢体活动，易穿、易脱，干燥清洁，冬衣应保暖性好，夏衣要透气凉爽，式样适合年龄要求，美观大方等特点。新生儿应衣着宽松，保持双下肢屈曲姿势，有利于髋关节的发育。婴儿最好穿连衣裤或背带裤，不用

7

松紧腰裤，衣物包裹不宜过紧，更不宜用布带捆绑，以利胸廓发育。

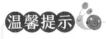

> 注意：存放新生儿衣物的衣柜内不宜放置樟脑丸，以免发生新生儿溶血。

4. 母乳喂养有哪些优点？

母乳是婴儿最好的食物，一个健康的母亲可提供足月儿正常生长到 6 月所需要的营养素、能量、液体量。母乳喂养具有以下优点：母乳具有营养丰富、易于消化吸收、能增强婴儿免疫力、增进母婴的情感交流、利于母亲产后的恢复、既方便又经济等优点。

> 不宜母乳喂养的情况：凡是母亲感染 HIV、患有严重疾病（如慢性肾炎、心功能不全、恶性肿瘤、精神病、癫痫等）应停止哺乳。乳母患急性传染病或乳腺炎时，可将乳汁挤出，经消毒后哺喂。

5. 母乳喂养时应该注意哪些问题？

哺乳前给婴儿换好尿布，母亲先热敷和按摩乳房，选取正确的喂哺姿势（产后最初几天乳母可取半卧位，以后应采取坐位）。哺乳时，将整个乳头和大部分乳晕置入婴儿口中，便于婴儿吸入，又不堵住婴儿鼻孔。每次先吸空一侧乳房再换另一侧；若一侧乳房奶量已能满足婴儿需要，则可每次轮流哺喂一侧乳房，并将另一侧的乳汁用吸奶器吸出，每次哺乳应让两侧乳房的乳汁排空。一般每次哺乳时间不超过 20 分钟。哺乳完毕，将婴儿竖抱，头伏在母亲肩上，用手轻拍婴儿背部，以帮助其胃内空气排出，以防溢乳。之后，宜将婴儿保持在右侧卧位，以利胃排空，防止乳汁反流或吸入气管造成窒息。

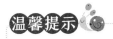

　　母婴同室，产后及时开乳，按需哺乳，为母乳喂养创造良好的社会条件。

6. 母乳不足或母亲工作不能按时给婴儿哺乳时怎么办?

　　当母乳不足或母亲工作不能按时给婴儿哺乳时，可加喂配方奶或牛乳作为母乳补充物或每天替代 1~2 次母乳喂养（称为混合喂养），有两种方法：①补授法：母乳哺喂次数一般不变，每次先将两侧乳房吸空后，再以配方奶或兽乳补足母乳不足部分。补授的乳量由婴儿食欲及母乳量多少而定，即"缺多少补多少"。②代授法：每天用配方奶或兽乳替代 1~2 次母乳喂养为代授法。母乳喂养婴儿至

4~6月龄时，为断离母乳开始引入配方奶或兽乳时宜采用代授法。

7. 不能进行母乳喂养时怎么办?

4个月以内的婴儿由于各种原因不能进行母乳喂养时，可采用配方奶或其他兽乳（如牛乳、羊乳、马乳等）喂哺婴儿（称为人工喂养）。人工喂养的方法如下：①摄入奶量估计：一般每天婴儿配方奶粉20g/kg或8%糖牛乳100ml/kg即可满足婴儿生长发育的需要。②掌握正确的喂哺技巧：喂哺时抱婴儿置半坐位，奶嘴应充满乳汁，以防婴儿吞入空气。每次哺乳时间约10~20分钟。哺乳完毕，将婴儿竖抱，拍背，同母乳喂养。

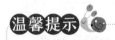

有条件时，最好采用配方奶粉喂养。尽可能避免采用羊乳喂养，以减少婴儿患维生素 B_{12} 缺乏性贫血的风险（因为羊乳中维生素 B_{12} 含量不能满足婴儿生长发育需要）。

10

8. 怎样为4个月以后的婴儿添加辅食?

婴儿4个月以后，随着营养需要的增加，应及时添加辅食，为断离母乳做准备。婴儿添加辅食应注意以下问题：

（1）添加辅食的原则：①从少到多：如蛋黄从1/4个逐渐增加到1个；②由稀到稠：从流质开始，到半流质，最后到固体食物；③由细到粗：从菜汁到菜泥，再到添加碎菜；④由一种到多种：适应一种食物后，再加另一种食物，不能同时添加几种食物；⑤婴儿患病时应暂缓添加辅食。

（2）添加辅食的顺序和种类：婴儿自出生至3月龄为纯乳类喂养，4月龄后开始添加辅食，辅食添加的顺序和种类见表1-1。

表1-1 辅食添加的顺序和种类

月龄	辅食种类	供给的营养素
4~6个月	米汤、米糊、稀粥、蛋黄、鱼泥、豆腐、动物血、菜泥、水果泥	供给热能、蛋白质、维生素（A、B、C）、矿物质（铁、锌）、纤维素
7~9个月	粥、烂面、饼干、馒头片、蛋、鱼、肝泥、肉末、碎菜	供给热能、蛋白质、维生素（A、B、C）、矿物质（铁、锌）、纤维素
10~12个月	稠粥、软饭、面条、面包、馒头、碎肉、碎菜、豆制品	供给热能、蛋白质、维生素（A、B、C）、矿物质（铁、锌）、纤维素

9. 1~16岁儿童的膳食如何安排？

1~16岁儿童的膳食安排需满足该年龄阶段儿童的生理需要，1~16岁儿童每天需要食物的种类和数量参见表1-2。

表1-2 1~16岁儿童每天需要食物的种类和数量（g/d）

食物种类	1~3岁	4~6岁	7~12岁	13~16岁
粮食	125~200	260~300	370~480	450~520
牛奶或豆浆	250~400	250	250	250
蛋	50	50	50	50
鱼、肉、禽	50~75	50~75	75~100	100~150
豆制品	25~50	50~75	50~100	50~100
蔬菜	100~200	300~400	400~500	500
水果	50	50	50	50
糖	10	10	10	10
油	10	15	15	20

10. 体格锻炼对儿童生长发育有哪些作用？

通过体格锻炼能提高机体固有的防御能力和获得适应自然环境变化的耐受能力，可锻炼儿童的意志，促进儿童德、智、体、美全面发展；因此，体格锻炼是促进儿童生长发育，增强体质的重要措施。

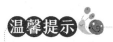温馨提示

不同年龄儿童，体格锻炼的方法和内容不同。

11. 儿童体格锻炼有哪些方法？

（1）户外活动：户外活动不仅可让儿童有更多的机会认识大自然；而且可促进儿童机体新陈代谢，增强儿童体温调节功能和对外界环境突然变化的适应能

力，提高机体免疫力；对婴幼儿还可达到促进生长发育和预防维生素 D 缺乏性佝偻病的目的。因此，新生儿满月以后即可抱到户外接触新鲜空气。开始户外活动的时间由每日 1～2 次，每次 2～3 分钟，逐渐延长到冬季 20～25 分钟，夏季 2～3 小时；年长儿除恶劣气候外，鼓励在户外玩耍。

温馨提示

　　婴幼儿冬季户外活动时应注意身体保暖。户外活动的气温婴儿一般为 18～20℃，3 岁以下幼儿不低于 13～15℃，3～7 岁儿童可低至 12～14℃，学龄儿童可低至 10～12℃。

（2）皮肤锻炼

1）婴幼儿抚触：婴幼儿抚触是开始于新生儿期的全身按摩，通过皮肤接受不同力度刺激和肌肉得到按摩，可促进血液循环系统、呼吸系统、消化系统、中枢神经系统及肌肉的发育，使婴幼儿保持愉快的情绪，易安静入睡。婴幼儿抚触，不仅给婴幼儿以愉快的刺激，同时也是父母与婴儿之间最好的情感交流方式之一。抚触前，成人洗净双手，涂上少量婴儿润肤霜或橄榄油。抚触时在婴儿眉间、面部、胸部、腹部、背部及四肢作有规律的轻柔按摩。

13

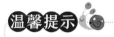

温馨提示

　　每次抚触的时间从 5 分钟逐渐增加到 15 分钟，每日 1~2 次，可选择婴儿洗澡后或穿衣前进行。

　　2）温水浴：由于水的传热能力比空气强，温水浴可提高皮肤适应冷热变化的能力，故不仅可保持皮肤清洁，还可促进新陈代谢，增加食欲，有利于睡眠和生长发育。新生儿脐带脱落后即可进行，每日 1~2 次，室温 20~21℃时，水温可以在 35~37℃，每次浸泡不超过 5 分钟；以后水温可逐渐降低至 28~30℃。冬季应注意室温和水温，做好温水浴前的准备工作，减少体表热能散发。

　　3）擦浴：刺激作用较温和，7~8 个月以后的婴儿可进行擦浴，每日 1 次。擦浴时室温保持在 16~18℃，水温开始为 35℃左右，待婴儿适应后，水温可逐渐下降，每隔 2~3 日下降 1℃，可将水温逐渐降至 20~22℃。擦浴时先将毛巾浸入温水，拧至半干，然后在婴儿四肢做向心性擦浴，擦浴完毕再用干毛巾擦至皮肤微红，每次擦浴时间约 5~6 分钟。

　　4）淋浴：效果比擦浴更好，可使全身绝大部分皮肤同时受到冷水的作用，适用于 2 岁以上儿童。每日 1 次，一般在早饭前或午睡以后进行较好。淋浴时室温保持在 18~20℃，水温开始为 35~36℃，待儿童适应

后，每隔 2 ~3 日降 1℃，可逐渐将水温降至 26 ~
28℃；每次冲淋身体20 ~30 秒钟为宜（不可直冲小儿
头部），浴后用干毛巾擦至全身皮肤微红。

（3）体育运动

1）婴儿被动操和主动操：婴儿被动操适用于2 ~
6 个月的婴儿，每日 1 ~2 次为宜。由成人给婴儿做四
肢伸屈运动，可改善全身血液循环，促进婴儿大运动
的发育。7 ~12 个月婴儿的体育运动可逐渐由婴儿被
动操改为婴儿主动操，成人可训练婴儿坐、爬、仰卧
起身、扶站、扶走、双手取物等动作，以促进运动的
发育和智力的发展。

2）幼儿模仿体操及儿童广播体操：幼儿模仿操适
用于 15 ~36 个月的幼儿。该年龄儿童模仿性强，可在
成人帮助下，配合音乐，做模仿操，以增强儿童体质，
促进儿童智能发展。儿童广播体操适用于 3 ~6 岁的儿
童，以增进动作协调性，有益于肌肉骨骼的发育。

温馨提示

　　集体儿童机构每日按时进行，四季不可间断，
冬季可选择在阳光充足的地方，夏季及雨天可在房
廊下进行。

15

3）游戏、田径与球类等：在学龄期儿童进行游
戏、田径、球类、体操、舞蹈、跳绳等体育运动，有

助于儿童勇敢、坚强、自信、自制、机智灵活、果断、沉着、开朗、热情等心理素质的发展，促进儿童体格和个性的完美发展。

12. 儿童为什么要进行计划免疫？

计划免疫是根据儿童的免疫特点和传染病发生的情况制定的免疫程序，通过有计划地使用生物制品进行预防接种，以提高人群的免疫水平、达到控制和消灭传染病的目的。

13. 我国儿童常规疫苗接种程序包括哪些内容？

按照我国原卫生部的规定，婴儿必须在 1 岁内完成卡介苗、脊髓灰质炎三价混合疫苗、百白破混合制剂、麻疹减毒疫苗及乙型肝炎病毒疫苗接种的基础免疫。我国儿童常规疫苗接种程序见表1-3。

表1-3　我国儿童常规疫苗接种程序

年龄	接种疫苗		
出生	卡介苗		乙肝疫苗
1 个月			乙肝疫苗
2 个月	脊髓灰质炎三价混合疫苗		
3 个月	脊髓灰质炎三价混合疫苗	百白破混合制剂	
4 个月	脊髓灰质炎三价混合疫苗	百白破混合制剂	
5 个月		百白破混合制剂	
6 个月			乙肝疫苗
8 个月	麻疹疫苗		
1.5~2 岁		百白破混合制剂复种	
4 岁	脊髓灰质炎三价混合疫苗复种		
6 岁	麻疹疫苗复种	百白破混合制剂复种	

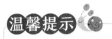

根据流行地区、季节、家长的意愿，还可进行乙型脑炎疫苗、流行性脑脊髓膜炎疫苗、风疹疫苗、流感疫苗、腮腺炎疫苗、甲型肝炎病毒疫苗、水痘疫苗、流感杆菌疫苗、肺炎疫苗、轮状病毒疫苗等的预防接种。

14. 儿童预防接种应注意事项哪些问题？

（1）接种卡介苗时应注意：①免疫缺陷病、接受免疫抑制剂治疗、结核病、急性传染病、肾炎、心脏病、湿疹及其他严重皮肤病的患儿，以及对疫苗中任何一种成分过敏的儿童均不能接种卡介苗；②早产儿、难产儿、出生体重低于 2 500g 及有明显先天畸形的新生儿、发热或腹泻的患儿暂缓接种卡介苗；③接种后 2~3个月内严格避免与结核病病人接触。

（2）接种乙肝疫苗时应注意：①对 HBsAg 和 HBeAg 阳性母亲的新生儿，出生后 12 小时内肌内注射乙肝免疫球蛋白 200IU 以上，1~2 周内接种第一针乙肝疫苗，也可在出生后 12 小时内及 1 个月时分别肌内注射乙肝免疫球蛋白 100IU 以上，然后于第 2、第 3、第 6 个月时接种乙肝疫苗；②患有发热、严重急性或慢性疾病、过敏体质者禁用；③严禁使用注射过卡介苗的注射器接种乙肝疫苗。

（3）接种脊髓灰质炎三价混合疫苗时应注意：①需用冷开水喂服，切忌用热开水或人奶喂服，以免影响免疫效果。②凡有免疫缺陷病、发热、急性传染病、接受免疫抑制剂治疗的患儿忌服，严重腹泻的患儿暂缓服用。

（4）接种百白破混合制剂时应注意：①有惊厥或脑损伤史的患儿禁用。②注射第1针后，因故未按时注射第2针时，可延长间隔时间，但最长不超过3个月。

（5）接种麻疹减毒活疫苗时应注意：①有发热、急性或慢性感染、严重疾病、对鸡蛋过敏的儿童禁止接种。②近期注射过免疫球蛋白的儿童，推迟3~6个月接种麻疹疫苗。

（6）接种风疹减毒活疫苗时应注意：有发热、急性或慢性感染、严重疾病、免疫缺陷病或接受免疫抑制剂治疗、过敏体质的儿童禁止接种。

（7）接种腮腺炎疫苗时应注意：有发热、急性或慢性感染、严重疾病、免疫缺陷病或接受免疫抑制剂治疗、过敏体质的儿童禁止接种。

（8）接种乙脑疫苗时应注意：有发热、急性或慢性感染、严重疾病、中耳炎、癫痫、免疫缺陷病或接受免疫抑制剂治疗、过敏体质的儿童禁止接种。

（9）接种流脑疫苗时应注意：有发热、急性或慢性感染（尤其是中枢神经系统感染）、严重疾病、高热惊厥、癫痫、精神系统疾病、免疫缺陷病或接受免疫抑制剂治疗、过敏体质的儿童禁止接种。

(10) 接种甲肝减毒活疫苗时应注意：有发热、急性传染病、严重疾病、免疫缺陷病或接受免疫抑制剂治疗、过敏体质的儿童禁止接种。

15. 怎样培养儿童良好的生活习惯?

(1) 睡眠习惯的培养：充足的睡眠是保证儿童健康成长的先决条件之一，应从婴儿期开始培养儿童有规律的睡眠习惯。儿童每日需要的睡眠时间与年龄成反比，年龄愈小，睡眠时间愈长（见表1-4）。生后1~2月婴儿尚未建立昼夜生活节律，胃容量小，可夜晚哺乳1~2次，3~4月后逐渐停止夜间哺乳任其熟睡。婴儿可利用固定乐曲催眠入睡，一旦夜间醒来，不拍、不摇、不抱、不可用喂哺催眠，以免形成不良条件反射。

表1-4　7岁前儿童的生活制度

年龄	睡眠时间		日间活动时间（小时）	饮食	
	夜间（小时）	白天（小时）		次数	时间间隔（小时）
新生儿至3个月	10.0~11.0	6.0~8.0	1.0~1.5	6~7	2.5~3.0
3~6个月	10.0	6.0~8.0	1.5~2.0	5~6	3.0~3.5
6个月至1岁	10.0	4.0~5.0	2.0~3.0	5	4.0
1~1.5岁	10.0	3.0~4.0	3.0~4.0	5	4.0
1.5~3岁	10.0	2.0~3.0	4.0~5.0	4	4.0
3~7岁	10.0	1.5~2.5	5.0~6.0	4	4.0

19

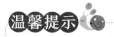

　　婴儿应有自己固定的床位和相对固定的睡眠作息时间。儿童居室的光线应柔和，创造安静宜人的睡眠环境，培养儿童独自睡觉和熄灯睡觉的习惯。

　　(2) 进食习惯的培养：为了使儿童得到丰富的营养，除了注意膳食的配制、烹调技术和饮食的卫生外，培养儿童良好的进食习惯也非常重要。从婴儿期就应开始注意训练儿童进食习惯，建立规律的生活制度(见表1-4)。生后3~4个月逐渐按时喂哺，4~6个月开始添加多种泥状食物，7~8个月后训练婴儿进食固体食物和学习用杯子喝奶和水，2岁左右开始培养儿童正确使用餐具和独立进餐的能力。儿童食物种类应丰富多样，避免食物单调而造成偏食。

 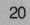

　　儿童进餐环境宜安静、舒适，进餐地点与座位相对固定；进餐前应避免过度兴奋或疲劳，进餐时不宜看电视、玩玩具、说话或训斥，要使儿童愉快进餐、专心进食，细嚼慢咽，不偏食、不挑食、不浪费。

　　(3) 卫生习惯的培养：从婴儿期开始培养良好的卫生习惯，定时洗澡、勤换衣服，勤剪指甲、饭前便后洗手，进食后喂给少量温开水清洁口腔。2 岁开始训练儿童不随地大小便，不吃生水和未洗净的瓜果、不食掉在地上的食物、不随地吐痰、不乱丢垃圾等卫生习惯。3 岁以后培养儿童自己早晚刷牙、饭后漱口、饭前便后洗手的卫生习惯。

（4）排便习惯的培养：应从婴儿期开始训练按时大小便。排尿习惯可从 2~3 个月开始训练，白天在婴儿睡前、睡后或吃奶后给婴儿排尿，并采取一定姿势，形成排尿的条件反射；1 岁半训练不兜尿布，开始白天不用，逐步晚上也不用；2 岁左右训练儿童白天控制小便，2~3 岁后夜间可不排尿。生后 9~12 个月，在婴儿可坐稳、大便次数逐渐减少到每日 1~2 次时，开始训练婴儿坐便盆、定时排大便。

16. 怎样培养儿童良好的社会适应能力?

按照儿童心理行为发展规律和不同年龄阶段的心理特征，在天赋气质的基础上，在家庭和社会环境的影响下，通过教育和训练，提高儿童社会适应能力。

（1）控制情绪的能力培养：儿童控制情绪的能力与心理行为的发展和父母的教育有关。安全的母子依恋关系有助于婴幼儿情绪发展，回避性依恋可导致消极情绪问题。3~6 岁时，儿童的情绪体验已非常丰富，出现高级情感如信任、同情、道德感等。父母对儿童的要求应按社会标准给予满足、或加以约束、或预见性的处理问题，以减少儿童产生消极情绪的机会。

21

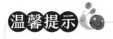

在处理儿童情绪问题时，应采用诱导方法，以减少儿童的对立情绪，有利于培养儿童控制情绪的能力。

（2）适应学校生活的能力培养：儿童从幼儿园或家庭进入学校，是儿童生活中的一个重大转折，尽快培养儿童适应学校生活的能力，对儿童心理健康发展和顺利完成学业均具有重要的作用。在培养儿童适应学校生活的能力时，应注意以下几个方面：①生活自理是儿童适应学校生活的基础，父母应在日常生活中培养儿童自己进食、独自睡觉、自己穿衣的能力；②训练儿童遵守交通规则和遇到紧急情况求救的能力；③培养儿童热爱学校生活，形成规律的学习习惯；④训练儿童听、说、读、写、算的能力；⑤发展儿童社交能力，鼓励孩子帮助朋友、克服自我中心，养成关心集体和互助友爱的良好品德。

（3）培养坚强的意志：儿童意志力是影响其日后成功的重要心理素质。在儿童意志力培养过程中，父母要以身作则，尊重儿童，以达到潜移默化的效果。教育指导原则要具有适宜性、直观性、主动性、多样性、连续性、一致性和保教结合。培养方法可采用目标导向法、独立活动法、克服障碍法、表扬法、自我控制法等，以塑造儿童自觉、果断、坚定、自制的良好品质。

17．目前我国新生儿疾病筛查包括哪些内容？

新生儿出生后应按规定进行新生儿疾病筛查，尽早发现疾病，及时治疗，减少后遗症。新生儿疾病筛查内容包括：苯丙酮尿症、先天性甲状腺功能减低症、听力和视网膜病变等筛查。

（1）苯丙酮尿症的筛查：新生儿喂乳 3 ~7 天，针刺足跟采集外周血，滴于专用采血滤纸上，晾干后送至筛查实验室，进行苯丙氨酸浓度测定。正常新生儿血苯丙氨酸浓度测定为 0.06 ~ 0.18mmol/L（1 ~ 3mg/dl），患儿血苯丙氨酸浓度 > 1.2mmol/L（20mg/dl）。

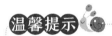

温馨提示

患儿一旦确诊，应立即在医师的指导下进行治疗。

23

（2）先天性甲状腺功能减低症的筛查：新生儿出生后 3 ~7 天，针刺足跟采集外周血，滴于专用采血滤纸上，晾干后送至筛查实验室，进行促甲状腺素（TSH）浓度测定。当 TSH >15 ~20mU/L 时，再进一步检测血清甲状腺素 4（T_4）、TSH；如血清 T_4 降低、TSH 明显增高即可确诊为先天性甲状腺功能减低症。

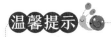

　　患儿一旦确诊，应立即在医师的指导下进行
治疗。

　　（3）听力筛查：新生儿出生后 2 ~3 天，采用耳声
发射法和（或）快速脑干诱发电位法筛查听力。初次
筛查未通过者，应在出生后 42 天内进行复查。当复查
仍不能通过者，应在出生后 3 ~6 个月进行诊断性脑干
诱发电位和诊断型声导抗等测定。

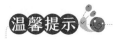

　　一旦确诊患儿有听力损害后，应及时在医师的
指导下进行听力和语言等的康复训练。

　　（4）视网膜病变筛查：对出生体重 < 2kg 的早产
儿和低体重儿，在出生后 4 ~6 周或矫正胎龄 32 周，
采用间接检眼镜直接进行眼底检查。Ⅰ期病变隔周复
查，Ⅱ期病变每周复查，Ⅲ期病变每 2 ~3 天复查 1
次，如已达病变阈值，3 天内在医师的指导下开始
治疗。

18. 新生儿家庭访视的目的是什么？

　　新生儿家庭访视其目的是早期发现问题，及时指导处理，以降低新生儿的发病率和死亡率。新生儿家庭访视由社区妇幼保健人员于新生儿出生28天内家庭访视3~4次，高危儿应适当增加家庭访视次数。

19. 新生儿家庭访视的内容有哪些？

新生儿家庭访视内容包括：①了解新生儿出生情况和预防接种情况；②观察新生儿居室、衣被、尿布的卫生情况；③体重测量和全身体格检查，重点注意有无产伤、黄疸、畸形、皮肤与脐部感染等；④宣传和指导母乳喂养、正确护理和预防感染的方法，对冬季在北方出生的新生儿应指导维生素 D 制剂的使用方法和剂量，以预防维生素 D 缺乏性佝偻病。

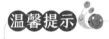 温馨提示

　　如在访视中发现严重问题，应立即转到医院诊治。

20. 目前我国儿童定期健康检查的时间和内容包括哪些？

应按照各年龄期保健需要，定期到固定的社区卫生服务中心或街道医院、乡镇卫生院的儿童保健科进行健康检查，通过连续的纵向观察，可获得个体儿童的体格生长和心理行为发育趋势，以便早期发现问题、早期干预。

（1）定期健康检查时间：6个月以内婴儿每月检

25

查1次，7~12个月婴儿每2~3个月检查1次，3岁以下的幼儿每6个月检查1次，3岁以上儿童每年检查1次。高危儿、体弱儿应适当增加检查次数。

（2）定期健康检查的内容包括：①询问儿童的出生史、喂养史、生长发育史、预防接种史、既往史、家族史等。②体格测量（所有儿童均需测量体重和身高，2岁以内儿童增加头围和胸围测量，3岁以后每年测视力和血压一次）和全身体格检查。③采用丹佛发育筛查量表对6岁以下儿童进行心理行为发育筛查。④根据体格测量和全身体格检查结果，确定相应的实验室检查项目。一般情况下出生后6个月或9个月检查1次血红蛋白，1岁以后每年检查1次；1岁后每年检查1次尿常规；2岁后每半年检查1次大便常规。

温馨提示

对临床可疑患维生素 D 缺乏性佝偻病、微量元素缺乏、发育迟缓等患儿应作相应的进一步检查。

21. 儿童生长监测的作用有哪些？

儿童生长监测是联合国儿童基金会推荐的一套较完整的儿童系统保健方案，该方案利用儿童生长监测图对个体儿童的体重进行连续的测量与评价，可以直观的监测儿童体重生长的水平和速度，动态地观察儿童生长发育的趋势，早期发现生长迟缓现象。对生长发育有问题的儿童，从以下三个方面进行诊断和干预。

（1）对营养缺乏的儿童：从母乳喂养、辅食添加、食欲状况、饮食习惯等方面进行询问，以分析儿童营养缺乏的原因。鼓励母乳喂养，指导家长正确添加辅食，合理喂养，纠正不良饮食习惯，解决能量不足或有关营养素不足等问题。在喂养指导的同时，每月监测儿童体重，继续观察体重增长的趋势。

（2）对感染所致体重增长减慢的儿童：如腹泻、呼吸道感染、肺炎等，要针对感染的病因及时给予治疗。对反复感染的儿童，可选用增强儿童免疫功能的药物，调节机体免疫力，以达到减少和控制感染的目的。

（3）对由于照顾不当所致体重不增的儿童：要采取综合措施，尽可能地改善居住和卫生条件，为儿童提供良好的生活环境，增加户外活动，加强体格锻炼，积极防治疾病，以保证儿童健康成长。

27

22. 怎样预防儿童意外伤害的发生？

儿童意外伤害是指由于意想不到的原因所造成的儿童损伤或死亡，如窒息、异物吸入、中毒、跌落伤、切割伤、烧（烫）伤、溺水、交通事故等。

（1）加强安全管理：安全管理的目的在于创造一

个减少或消除危险因素存在的环境。安全管理的内容主要包括：①3 个月以内的小婴儿应注意防止因被褥、母亲的身体、吐出的奶液等造成窒息；②婴幼儿应防止食物、果核、果冻、纽扣、硬币等异物吸入气管；③婴幼儿居室的窗户、楼梯、阳台、睡床等都应安置栏杆；④保证儿童食物的清洁卫生，防止食物在制作、储备、出售过程中处理不当所致的细菌性食物中毒；⑤避免儿童食用有毒的食物，如毒蘑菇、含氰果仁、白果仁、河豚、鱼苦胆等；⑥药物应放置在儿童拿不到的地方，儿童内外用药应分开放置，防止误服外用药造成的伤害；⑦妥善放置沸水、高温的油和汤等，室内电器、电源应有防止触电的安全装置，儿童出入的门不要安装弹簧等。

（2）提高对儿童意外伤害的警惕性：造成儿童意外伤害的主要危险因素有环境和（或）用具不安全、技术不熟练、监管不当、态度不当、知识不足等；因此，家长、托幼机构的工作人员和学校的教师必须对儿童意外伤害有预见性，应具备预防儿童意外伤害发生的常识，及时发现和排除导致儿童意外伤害可能发生的危险因素，使儿童在家庭内外均有一个安全的环境，才能做到防患于未然。

（3）安全教育与安全训练：过度保护不利于培养儿童避免危险的能力，对有理解能力的儿童要尽早进行安全教育与训练。在家中应教育儿童不能随意玩火柴、煤气等危险物品；外出时教育儿童遵守交通规则，不可独自或与小朋友去无安全措施的江湖和池塘玩水、游泳。

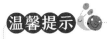

注意培养儿童自救的能力，如遭受外来人侵犯时拨打 110，家中发生火灾拨打 119，意外伤害急救拨打 120 电话等。

三、各年龄期儿童疾病预防重点

1. 胎儿期疾病预防重点有哪些？

（1）普及婚前检查和遗传咨询，禁止近亲结婚，以减少遗传性疾病的发生率。

（2）孕母营养应充足和均衡，并且应适当增加蛋白质（如蛋、鱼、禽、瘦肉、海产品等）、乳类（如纯牛奶或配方奶）、含铁（如瘦肉、动物肝脏）丰富的食物和富含叶酸的食物，以保证胎儿的生长发育所需。

（3）孕母生活环境应舒适，减少孕母的精神负担和心理压力，孕母应注意劳逸结合和适当的运动（如散步、做孕妇保健操），有助于胎儿健康地生长发育。

（4）妊娠早期感染导致胎儿畸形率可高达 50%，孕母常见感染对胎儿的影响见表 1-5。

29

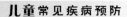

表 1-5　孕母常见感染对胎儿的影响

孕母感染	对胎儿的影响
弓形虫	视网膜病、脑积水、脑钙化
风疹病毒	白内障、耳聋、智力低下、先天性心脏畸形
巨细胞病毒	耳聋、智力低下、小头畸形、胎儿宫内发育迟缓、早产
水痘病毒	白内障、肢体畸形、手足指（趾）畸形、早产
单纯疱疹病毒	视网膜病、中枢神经系统异常
流感病毒	畸形、流产、早产
细小病毒 B19	畸形、流产、死胎、水肿、贫血
人类免疫缺陷病毒	免疫缺陷
乙型肝炎病毒	乙型肝炎
Eco 病毒	脑炎、心肌炎
Koxach 病毒	脑炎、心肌炎
梅毒螺旋体	先天性梅毒

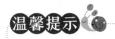

温馨提示

　　孕母应避免与病毒感染患者接触，尽量不去人多空气浑浊的公共场所，不养宠物，以免在孕期发生感染。

30

　　（5）胎儿对放射线十分敏感（尤其是胎龄 16 周之前），孕母接触放射线可导致胎儿神经系统、骨骼系统和眼部等畸形，甚至胎儿死亡。因此，孕母应尽量避免接触各种放射线，尤其在妊娠早期。

（6）孕母应避免暴露于化学毒物和有毒环境，以保障胎儿健康地生长发育。①孕母暴露于苯、铅、汞、有机磷农药等化学毒物污染环境，可导致胎儿先天畸形、胎儿生长发育障碍；②孕母经常接触乙醇、消毒剂、麻醉剂等，不利于胎儿生长发育；③孕母饮酒、吸烟（包括被动吸烟）、吸入有害气体（如一氧化碳、烟雾中的氰化物）等，可导致胎儿中枢神经系统发育异常和生长发育障碍。

（7）患有心肾疾病、糖尿病、甲状腺功能亢进、结核病等慢性疾病的孕母，应在医生指导下用药。

（8）高危产妇除定期产前检查外，应加强随访，避免妊娠期合并症，预防流产、早产、异常产的发生，以降低新生儿死亡率和伤残率。

2. 新生儿期疾病预防重点有哪些？

（1）保暖：新生儿居室的温度和湿度应随气候变化调节，有条件的家庭尽可能使室内温度达到 22 ～ 24℃、湿度为 55% ～60%；无条件时冬天可用热水袋保暖，夏季应避免室内温度过高。

（2）喂养：提倡母婴同室，尽早母乳喂养。因各种原因不能母乳喂养时，应首选婴儿配方奶粉喂养。纯母乳喂养的足月新生儿出生 2 周后应每天补充维生素 D 400U，早产儿出生后即应每天补充维生素 D 800～1 000U（注：3 月龄后改为每天 400U）。

（3）皮肤黏膜护理：新生儿应每天洗澡保持皮肤

31

清洁，特别注意保持脐带残端清洁和干燥，每天用75％乙醇棉签擦洗脐带残端和脐窝，一般脐带残端于生后3～7天脱落。根据室温选择衣物和尿布，勤洗勤换，以防止红臀或尿布疹的发生。

> **温馨提示**
>
> 　　如发现新生儿颈部、腋下、腹股沟、臀部等部位皮肤潮红时，可用消毒的植物油或鞣酸软膏涂抹。新生儿痤疮、"马牙"、"红斑"、乳房肿大、"假月经"、粟粒疹等属特殊生理现象，不需要特殊处理，切不可擦拭、挤压、针挑，以免感染，有问题及时就医。

　　（4）促进感知觉和运动发育：父母应多与新生儿说话、微笑、唱歌，抚摸新生儿全身皮肤，让新生儿多看鲜艳的玩具，以促进新生儿感知觉和运动的发育。

　　（5）预防感染：按时接种卡介苗和乙肝疫苗，成人护理新生儿前应洗手，新生儿用具每天煮沸消毒，尽量避免过多的外来人员接触。

　　（6）慎用药物：新生儿肝、肾功能发育不成熟，某些药物在体内代谢率低，容易蓄积发生毒副作用，对新生儿造成损害（见表1-6）。

表1-6 对新生儿有害的药物

药物	有害作用
氯霉素	灰婴综合征
红霉素	肝损害
新生霉素	高胆红素血症
苯巴比妥	新生儿出血、呼吸抑制
阿司匹林	新生儿出血
维生素 K	高胆红素血症

（7）新生儿疾病筛查：新生儿出生后应按规定进行先天性甲状腺功能低下、苯丙酮尿症、听力和视网膜病变筛查，以便早期发现和早期治疗，降低儿童的伤残率。

（8）新生儿家庭访视：由妇幼保健人员定期入户对新生儿进行询问、检查和指导。

1）初访：应在新生儿出生后 1~3 天内进行，访视内容包括：①查看新生儿居室的卫生状况，如通风是否良好、室温是否适宜、室内用具是否消毒、新生儿的衣被及尿布是否符合卫生要求等；②询问母亲有关新生儿出生时的情况，如分娩方式、有无窒息、出生体重和身长、哭声、吃奶、睡眠、大小便情况；③了解新生儿接种卡介苗和乙肝疫苗的情况；④观察新生儿的一般情况，如呼吸节律及频率、面部及全身皮肤颜色、有无黄疸、四肢活动及神经反射情况；⑤测量新生儿体温、体重、身长、头围、胸围，检查新生儿有无畸形、脐部有无出血或渗血、皮肤皱褶处有无糜烂、肺部及心脏听诊有无异常、腹部触诊有无异常、下肢有无水肿和硬肿等；⑥宣传指导母乳喂养和新生儿护理，如哺喂、保暖、洗澡、预防感染等方法示教。

2）复访：于新生儿出生后5～7天进行，访视内容包括：①观察新生儿一般健康状况；②了解初访指导内容执行情况，并对新生儿喂养、护理中出现的新问题给予指导；③注意检查新生儿生理性体重下降、生理性黄疸、脐带脱落情况。

3）三访：于新生儿出生后10～14天进行，访视内容包括：①了解新生儿体重恢复和黄疸消退情况，如果体重未恢复到出生时体重、黄疸未消退，应分析原因，给予指导；②检查新生儿的视力和听力；③指导家长帮助新生儿建立正常的生活规律，指导家长为新生儿补充鱼肝油的方法和剂量。

4）满月访：于新生儿出生后28～30天进行，访视内容包括：①对新生儿进行全身体格检查、测量体重，如果体重增加不足600g，应分析原因；②正常者转入婴儿期保健系统管理，异常者转入体弱儿门诊进行专案管理。

34

温馨提示

正常新生儿于生后28天内访视不少于3～4次，每次访视内容应有所侧重，并做好详细的访视登记。

3. 婴儿期疾病预防重点有哪些？

(1) 合理喂养：提倡母乳喂养，因各种原因不能母乳喂养时应首选婴儿配方奶粉喂养。4~12个月的婴儿逐步合理地添加辅助食品，每天补充维生素 D 400U。

(2) 促进婴儿感知觉、语言和运动的发育：父母应多与婴儿说话，抚摸及拥抱婴儿均有利于情感交流；坚持户外活动，进行婴儿抚触、温水浴、擦浴、被动和主动体操，以利婴儿生长发育。

(3) 培养良好的生活习惯：从婴儿期开始培养良好的生活习惯，有利于儿童健康成长。

(4) 定期健康检查：6个月以内婴儿每月检查1次，7~12个月婴儿每2~3个月检查1次，定期健康检查的内容参见本部分二、儿童疾病预防常用措施。

(5) 按时进行预防接种：婴儿期应完成卡介苗、乙肝疫苗、脊髓灰质炎三价混合疫苗、百白破三联疫苗、麻疹疫苗的接种（见表1-3），以预防结核、乙型肝炎、脊髓灰质炎、百日咳、白喉、破伤风、麻疹等感染性疾病。

35

4. 幼儿期疾病预防重点有哪些？

(1) 合理膳食：幼儿膳食以每天3次主餐、上下午各1次点心为宜，主餐食物种类和数量见表1-2，点心可安排乳类、水果、糕点等。睡前不吃甜食，以预防龋齿。

（2）合理安排生活：培养幼儿良好的卫生习惯和独立生活能力，注意口腔卫生。

（3）促进儿童智能发展：①重视与幼儿的语言交流，通过说话、唱歌、讲故事促进幼儿语言发育。②坚持户外活动，户外活动不仅可让儿童有更多的机会认识大自然，还可增强儿童对外界环境突然变化的适应能力，提高机体免疫力，对幼儿还可达到促进生长发育和预防维生素 D 缺乏性佝偻病的目的。③在成人帮助下，配合音乐，做幼儿模仿操，以增强儿童体质，促进儿童智能发展。

（4）预防疾病：按时进行预防接种（见表1-3），每3~6月应进行1次体格检查，以降低缺铁性贫血、维生素 D 缺乏性佝偻病、肺炎、腹泻等疾病的发病率。

（5）预防意外伤害：注意安全，防止儿童意外伤害的发生。

5. 学龄前期疾病预防重点有哪些？

（1）保证充足营养和均衡膳食：学龄前期儿童膳食以每天3次主餐、1~2次点心为宜，其每天所需食物种类和数量见表1-2。

（2）做好入学前准备：①应注意通过户外活动、游戏、讲故事、跳舞、唱歌等培养儿童遵守规则和与人交往的能力、培养儿童的想象力和创造力；②培养儿童自己准备学习用具的能力和良好习惯。

（3）预防疾病和意外伤害：①注意口腔卫生，加强体育锻炼，增强儿童体质；②每年进行 1~2 次健康检查，注意弱视、斜视、弱听、龋齿、缺铁性贫血等常见病的预防；③注意防止溺水、烫伤、外伤、误服药物、食物中毒等意外伤害的发生。

6. 学龄期疾病预防重点有哪些?

（1）保证足够的营养和充足的睡眠，端正坐、立、行姿势，安排有规律的生活、学习和锻炼，培养良好的学习习惯。

（2）每年进行 1 次健康检查，注意预防近视、龋齿和心理行为障碍。

（3）学习交通规则和意外伤害的防范知识，以预防意外伤害的发生。

7. 青春期疾病预防重点有哪些?

（1）供给充足营养，合理安排生活，加强体育锻炼。

（2）提供适宜的学习条件，加强素质教育、法制和性教育，帮助青春期少年（女）正确认识自身的生理和心理特征。

（3）每年进行 1 次健康检查，注意预防缺铁性贫血、近视、龋齿和心理行为障碍。

37

第一章

新生儿常见疾病预防

一、新生儿窒息怎样预防

1. 什么是新生儿窒息?

新生儿窒息是指婴儿出生后无自主呼吸或呼吸抑制导致低氧血症和混合性酸中毒,是引起新生儿死亡和儿童伤残的重要原因之一。

2. 新生儿窒息有哪些表现?

(1)宫内窒息(胎儿缺氧):①早期表现为:胎动增加,胎心率增快(≥160次/分);②晚期表现为:胎动减少或消失,胎心率减慢(<100次/分),羊水被胎粪污染。

(2)新生儿窒息程度判定:临床上采用生后1分钟的Apgar评分来判定新生儿窒息程度(表2-1),8~10分为正常、4~7分为轻度窒息、0~3分为重度窒息。

表2-1　新生儿窒息 Apgar 评分标准

体征	评分标准		
	0 分	1 分	2 分
皮肤颜色	青紫或苍白	躯干红、四肢青紫	全身红
心率（次/分）	无	< 100	> 100
弹足底或插鼻管反应	无反应	有些动作（如皱眉）	哭、喷嚏
肌张力	松弛	四肢略屈曲	四肢活动
呼吸	无	慢、不规则	正常、哭声响

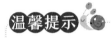
温馨提示

　　Apgar 1 分钟评分反映窒息严重程度，5 分钟和 10 分钟评分有助于判断复苏效果和预后。

3. 新生儿为什么容易发生窒息？

　　窒息的本质是缺氧，凡是影响胎盘或肺气体交换的因素均可引起窒息。新生儿窒息可出现于妊娠期，但绝大多数出现于产程开始后，新生儿窒息多为胎儿窒息（宫内窘迫）的延续。

　　（1）孕母因素：①孕母有慢性或严重疾病，如心、肺功能不全、严重贫血、糖尿病、高血压等；②妊娠并发症：妊娠高血压综合征；③孕妇吸毒、吸烟或被动吸烟、年龄≥35 岁或 < 16 岁及多胎妊娠等。

39

（2）胎盘因素：前置胎盘、胎盘早剥和胎盘老化等。

（3）脐带因素：脐带脱垂、绕颈、打结、过短或牵拉等。

（4）胎儿因素：①早产儿、巨大儿等；②先天性畸形：如食管闭锁、喉蹼、肺发育不全、先天性心脏病等；③宫内感染；④呼吸道阻塞：羊水、黏液或胎粪吸入。

（5）分娩因素：头盆不称、宫缩乏力、臀位，使用高位产钳、胎头吸引、臀位抽出术；产程中麻醉药、镇痛药或催产药使用不当等。

4. 新生儿窒息怎样预防？

（1）加强围产期保健，及时处理高危妊娠。

（2）加强胎儿监护，避免宫内胎儿缺氧。各级医院产房内需配备复苏设备。每个分娩都应有掌握复苏技术的人员在场。

（3）推广 ABCDE 复苏技术，培训产科和儿科医护人员。

40

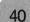 **温馨提示**

　　ABCDE 复苏技术中，A 是指"清理呼吸道"、B 是指"建立呼吸"、C 是指"维持正常循环"、D 是指"药物治疗"、E 是指"评估"。

二、新生儿病理性黄疸怎样预防

1. 什么是新生儿黄疸？

新生儿黄疸（又称新生儿高胆红素血症）是胆红素在新生儿体内积聚增高引起的以皮肤、黏膜、巩膜黄染为特征的临床现象。

2. 怎样区别新生儿生理性黄疸与病理性黄疸？

新生儿黄疸分为生理性黄疸和病理性黄疸（见表2-2），临床表现轻重不一，严重者可导致新生儿死亡或严重神经系统后遗症。

表2-2　新生儿生理性黄疸与病理性黄疸的鉴别

	生理性黄疸	病理性黄疸
黄疸出现时间	足月儿生后2~3天；早产儿生后3~5天	生后24小时内（新生儿溶血病）
黄疸高峰时间	足月儿生后4~5天；早产儿生后5~7天	不定
黄疸持续时间	足月儿<2周；早产儿可延至3~4周	足月儿>2周；早产儿>4周
黄疸程度（血清胆红素）	足月儿 <221μmol/L（12.9mg/dl）；早产儿<257μmol/L（15mg/dl）	足月儿 >221μmol/L（12.9mg/dl）；早产儿>257μmol/L（15mg/dl）

41

续表

	生理性黄疸	病理性黄疸
黄疸进展速度（每日胆红素）	升高 <85μmol/L（5mg/dl）	升高 >85μmol/L（5mg/dl）；黄疸退而复现或进行性加重
结合胆红素	<34μmol/L（2mg/dl）	>34μmol/L（2mg/dl）
伴随症状	一般情况良好，不伴有其他症状	一般情况差，伴有原发疾病的症状

注：胆红素换算：1mg/dl = 17.1μmol/L

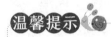

温馨提示

　　生理性黄疸的诊断必须排除引起病理性黄疸的各种疾病后才能确定。

3. 新生儿为什么容易发生黄疸？

　　（1）胆红素生成较多：新生儿红细胞数量较多，生后血氧分压升高，红细胞大量破坏；红细胞寿命短，形成胆红素的周期缩短；旁路胆红素来源多。

　　（2）血浆白蛋白联结胆红素的能力不足：早产儿胎龄越小，白蛋白含量越低，联结的胆红素越少；刚出生新生儿常有不同程度酸中毒，可减少胆红素与白蛋白的联结。

　　（3）肝功能发育不成熟：新生儿肝脏内 Y、Z 蛋白含量少，肝细胞摄取未结合胆红素能力差；肝细胞内葡萄糖醛酸转移酶的含量和活性低，生成结合胆红素的能力差；肝脏将结合胆红素排泄到肠道的能力差。

（4）胆红素肠肝循环增加：新生儿肠道内正常菌群尚未建立，不能将肠道中结合胆红素还原成粪胆原、尿胆原排出体外，加之肠道内 β-葡萄糖醛酸苷酶活性较高，可将结合胆红素转化成未结合胆红素，后者又被肠壁吸收经门静脉达肝脏。

4. 新生儿病理性黄疸怎么预防？

（1）加强母亲妊娠期保健和新生儿期疾病预防。

（2）提倡母乳喂养，注意保暖，正确护理脐部，避免感染损伤，慎用药物。

（3）饥饿、缺氧、酸中毒、失水、溶血或出血、用药不当（如用磺胺药、氯霉素等）、严重感染、肠梗阻（每克胎粪含胆红素达 35mg，可明显加重肠肝循环致病理性黄疸病情加重）等可使新生儿黄疸加重，应积极预防。

三、新生儿脐炎怎样预防

43

1. 什么是新生儿脐炎？

新生儿脐炎是细菌侵入新生儿脐带残端，并且在其繁殖所引起的急性炎症。

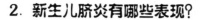

2．新生儿脐炎有哪些表现？

（1）轻度新生儿脐炎：表现为新生儿脐部和脐周皮肤轻度红肿，有少量脓性分泌物流出。

（2）重度新生儿脐炎：表现为新生儿脐部和脐周皮肤明显红肿，有大量脓性分泌物流出，闻起来有臭味。

3．新生儿为什么容易发生脐炎？

（1）新生儿（尤其是早产儿）皮肤黏膜薄嫩，易破损感染，特异免疫及非特异免疫功能均不成熟。

（2）新生儿娩出脐带结扎时消毒不严，新生儿期脐部护理方法不正确。

4．新生儿脐炎怎样预防？

（1）做好新生儿脐部护理：新生儿洗澡后先用消毒的干棉签吸干脐部的水，再用75％酒精消毒脐部和脐周皮肤。待新生儿脐带残端脱落后2~3天脐部和脐周皮肤就不用消毒了。新生儿脐带残端一般在新生儿出生后5~10天脱落，当新生儿脐部有炎症时脐部残端脱落可能会延迟。

（2）新生儿脐部和脐周皮肤消毒的方法：先用一支消毒棉签蘸75％酒精，从新生儿脐带残端的根部开始消毒，并把脐部的分泌物清洁干净；再用另一支消毒棉签蘸75％酒精消毒脐部周围皮肤，消毒脐部周围皮肤时注意从中间向外消毒皮肤。消毒结束后要等酒精自然干燥再穿回衣服，家长不要用嘴巴吹干酒精。

温馨提示

　　家长给新生儿穿衣服时要小心，别碰伤新生儿脐带残端，以免出血。此外，不能在新生儿脐带残端涂抹茶油、香油、草药、药膏、爽身粉等，以免引起新生儿脐炎。

四、新生儿败血症怎样预防

1. 什么是新生儿败血症?

　　新生儿败血症是指病原菌侵入新生儿血液循环，并在其中生长繁殖、产生毒素而造成的全身性炎症反应，其发病率和病死率较高，尤其是早产儿。

2. 新生儿败血症有哪些表现?

　　新生儿败血症无特征性表现，常累及多个系统，主要以全身中毒症状为主，表现为：①早期表现：为"三少"，即少吃、少哭、少动；②病情进展表现：为"七不"，即不吃、不哭、不动、体温不升（或发热）、体重不增、精神不好（萎靡、嗜睡）、面色不好（苍白或灰暗）。

45

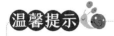

温馨提示

新生儿如出现以下表现应高度怀疑新生儿败血症：①黄疸：黄疸不退或退而复现；②肝脾肿大；③出血倾向：皮肤黏膜瘀点、瘀斑等；④休克：面色苍灰、皮肤花纹、血压下降、尿少或无尿；⑤其他：呼吸衰竭、腹胀、中毒性肠麻痹等；⑥并发症：化脓性脑膜炎（最常见）、肺炎、化脓性关节炎、化脓性骨髓炎等。

3. 新生儿为什么容易发生败血症?

（1）易感因素：①新生儿免疫系统功能不完善；②皮肤黏膜薄嫩，屏障功能差，易破损感染，未愈合脐部是细菌入侵的门户；③血中补体少，白细胞在应激状态下杀菌力下降，T细胞对特异性抗原反应差，细菌一旦侵入易致全身感染；④IgM、IgA（特别是SIgA）缺乏，易患 G⁻ 杆菌感染，且对病变局限能力差，细菌进入体内易感染扩散而致败血症。

（2）病原菌：①我国以葡萄球菌最多见，其次为大肠埃希菌；②近年来因极低、超低出生体重儿的存活率提高和血管导管、气管插管技术的广泛使用，使表皮葡萄球菌、铜绿假单胞菌、克雷伯杆菌等条件致病菌败血症增多。

（3）感染途径：①产前（宫内）感染：与孕母感染有关，尤其是羊膜腔的感染更易发病；②产时（产道）感染：与胎儿通过产道时被细菌感染有关，如胎膜早破、产程延长、急产或助产时消毒不严等；③产后感染：为最主要感染途径，与细菌从脐部、皮肤、黏膜、呼吸道或消化道等侵入有关，以脐部最多见；也可通过雾化器、吸痰器和各种导管造成医源性感染。

4. 新生儿败血症怎么预防？

（1）应用和推广新法接生技术，严格消毒。

（2）提倡母乳喂养，注意保暖，正确护理脐部、皮肤、黏膜，避免感染损伤，加强新生儿家庭访视。

（3）如果发生感染应及时就医，尽早治疗；并且注意隔离，防止交叉感染。

五、新生儿破伤风怎样预防

1. 什么是新生儿破伤风？

新生儿破伤风是指破伤风梭状杆菌侵入脐部、并产生痉挛毒素引起以牙关紧闭和全身肌肉强直性痉挛为特征的急性感染性疾病。

2. 新生儿破伤风有哪些表现？

（1）潜伏期：3～14 天（多为 4～7 天），此期愈短、病情愈重、病死率也愈高。

（2）早期表现：哭闹、口张不大、吃奶困难，如用压舌板压舌时用力愈大、张口愈困难，有助于早期诊断。

（3）痉挛期表现：出现牙关紧闭、面肌紧张、口角上牵、呈"苦笑"面容，伴有阵发性双拳紧握。上肢过度屈曲，下肢伸直，呈角弓反张状。呼吸肌和喉肌痉挛可引起青紫、窒息。痉挛发作时患儿神志清楚为本病的特点，任何轻微刺激即可诱发痉挛发作。

温馨提示

依据消毒不严接生史，生后7天左右发病，牙关紧闭、哭笑面容和肌痉挛发作，即可作出新生儿破伤风诊断。

3. 新生儿为什么会患破伤风?

（1）破伤风杆菌为革兰阳性厌氧菌，其芽胞抵抗力强，普通消毒剂无效。破伤风杆菌广泛存在于土壤、尘埃和粪便中。

（2）新生儿患破伤风主要是由于剪断脐带的剪刀和结扎脐带的绳子未消毒，或者接生人员的手和包扎脐带的棉纱没有严格消毒、外伤感染等原因。

4. 新生儿破伤风怎么预防?

（1）严格执行新法接生新生儿破伤风完全可以预防。

（2）提倡母乳喂养，注意保暖，正确护理脐部、皮肤、黏膜，避免感染损伤，加强新生儿家庭访视。

（3）一旦接生时未严格消毒，须在 24 小时内将患儿脐带远端剪去一段，并重新结扎、消毒脐蒂处；同时在医师指导下给新生儿肌内注射破伤风抗毒素或肌注抗破伤风免疫球蛋白来预防破伤风。

六、新生儿寒冷损伤综合征怎样预防

1. 什么是新生儿寒冷损伤综合征？

新生儿寒冷损伤综合征（又称新生儿硬肿症）是由于寒冷和（或）多种疾病所致，主要表现为低体温和皮肤硬肿，重症可发生多器官功能损害；主要发生在寒冷季节，以早产儿多见。

2. 新生儿寒冷损伤综合征有哪些表现？

（1）一般表现：反应低下、少吃、少哭、少动等。

（2）低体温：轻症体温 30 ~35℃；重症 <30℃，可出现四肢甚至全身冰冷。

（3）皮肤硬肿：皮肤紧贴皮下组织不能移动，触之如硬橡皮，呈暗红或青紫色，有水肿者压之呈轻度凹陷。硬肿发生顺序是：小腿→大腿外侧→整个下肢→臀部→面颊→上肢→全身。硬肿面积可按头颈部20％、双上肢18％、前胸及腹部14％、背部及腰骶部14％、臀部8％、双下肢26％计算。

49

（4）多器官功能损害：重症可出现休克、肺出血、急性肾衰竭等。

（5）病情分度：根据临床表现，病情可分为轻、中、重三度（表2-3）。

表2-3　新生儿寒冷损伤综合征的病情分度

分度	肛温	腋-肛温差	硬肿范围	器官功能改变
轻度	≥35℃	>0	<20%	无或轻度功能低下
中度	<35℃	≤0	20%~50%	功能损害明显
重度	<30℃	<0	>50%	休克、DIC、肺出血、急性肾衰竭等

3. 新生儿为什么容易发生寒冷损伤综合征？

（1）寒冷和保温不足：①体温调节中枢不成熟，环境温度低时，其增加产热和减少散热的调节功能差，使体温降低；②体表面积相对较大，皮下脂肪少，皮肤薄，血管丰富，易于失热，且寒冷时散热增加而导致低体温；③能量储备少，对失热的耐受能力差；④缺乏寒战反应，棕色脂肪储存少，使产热少；⑤皮下脂肪中饱和脂肪酸含量多，其熔点高，低体温时易凝固而出现皮肤硬肿。

（2）某些疾病：严重感染、缺氧、心力衰竭、休克、颅脑疾病等可使能量代谢和体温调节紊乱，出现低体温和皮肤硬肿。

（3）多器官损害：低体温和皮肤硬肿可使局部血

液循环淤滞，引起缺氧和代谢性酸中毒，导致皮肤毛细血管壁通透性增加，出现水肿。如低体温持续存在和（或）硬肿面积扩大，缺氧和代谢性酸中毒进一步加重，可引起多器官功能损害。

4. 新生儿寒冷损害综合征怎么预防？

（1）作好孕妇保健，避免早产、产伤、窒息，减少低体重儿的产生。

（2）寒冷季节出生的新生儿应加强保暖，室温一般应保证在摄氏 20～26℃之间，若室温过低，应采取措施。胎儿娩出后立即用预热的棉布擦干全身，新生儿衣被提前预热。

（3）鼓励母乳喂养，保证足够的热量和水分供给。

（4）对新生儿，尤其是体弱的新生儿，应密切注意观察，加强消毒隔离，防止和减少新生儿感染的发生。经常检查皮肤及皮下脂肪的软硬情况，发现硬肿，及时给予救治。

温馨提示

　　保暖是预防新生儿寒冷损伤综合征的关键。冬季出生的新生儿（尤其是早产儿、低出生体重儿）应及时保暖，基层单位可用热水袋、热炕、电热毯或置于母亲怀抱中取暖，有条件的地区可采用温箱保暖。

51

第三章

儿童常见出生缺陷预防

一、儿童先天性心脏病怎样预防

1. 什么是先天性心脏病？

先天性心脏病（简称先心病）是指胚胎发育时期心脏及血管组织发育异常而导致出生时即存在的心脏、血管结构及功能异常，常见的有室间隔缺损、房间隔缺损、动脉导管未闭、法洛四联症。先天性心脏病发病率较高，占儿童出生缺陷的第一位，是目前新生儿死亡的首要原因。

2. 儿童先天性心脏病有哪些表现？

（1）反复呼吸道感染：2 岁内婴幼儿每年患 7 次以上的上呼吸道感染，3 次以上的支气管炎或肺炎。3 岁后每年患 6 次以上的上呼吸道感染，2 次以上的支气管炎或肺炎。多数先心病由于肺血增多，易患肺炎等呼吸道感染，反复感染易加重心脏负担，引起更频繁的肺部感染，形成恶性循环。

（2）喂养困难：吸吮无力，吃奶时呛咳、气促、吃吃停停，拒奶等。

（3）皮肤青紫：见于青紫型或潜伏青紫型先心，口唇、指（趾）甲床、鼻尖等部位尤为明显。可持续存在或仅剧烈活动后出现。

（4）生长发育落后：身高、体重明显低于同年龄同性别平均水平，营养不良，部分患儿神经系统发育落后于同龄儿童。

（5）体力差：由于心功能差，易缺氧，易出汗，不愿活动，活动后易疲劳。

（6）蹲踞：见于青紫型先心尤其是法洛氏四联症，常在活动后蹲下休息片刻以增加肺活量，减轻心脏负担，医学上称之为"蹲踞"。

（7）杵状指（趾）和红细胞增多症：常见于青紫型先心，指（趾）末节粗大，颜色暗，甲床如锤子一样隆起。由于动脉血氧含量低，机体反应性红细胞增多以增强携氧能力。

（8）心脏杂音：部分先心病听诊时可发现杂音，甚至伴有胸前区震颤。但听诊有杂音不一定是先心病，有一些杂音尤其在婴儿期可能是生理性的。另一方面，没有听到杂音不代表一定没有先心病，部分严重或复杂先心病往往听不到杂音。

（9）心功能衰竭：通常由严重先心病导致，表现为面色苍白、呼吸困难、心动过速，肝脏增大，听诊发现奔马律等。

3. 儿童为什么会患先天性心脏病？

（1）环境因素：是我国先心病患儿的重要致病因素。如孕妇接触过量辐射和重金属，接触有机溶剂，室内甲醛超标，吸烟（包括被动吸烟），饮酒，孕早期服用苯丙胺、孕酮、抗肿瘤药物等，摄取锂盐，患糖尿病，高原地区或慢性胎儿宫内窘迫（如胎盘、羊水、脐带异常）等缺氧环境。

（2）疾病因素：怀孕头 3 个月受风疹、感冒、柯萨奇病毒等感染也是不可忽视的原因，孕 2 ~8 周是胎儿心脏形成的关键时期，怀孕第 1 个月感染风疹病毒，胎儿先心病发生率高达 60%，孕第二个月感染，其发生率也达 30% 左右。最让人担忧的是有 2/3 的风疹病毒是隐性感染，孕妇没有自觉症状，却可通过胎盘感染孩子并导致严重畸形。

4. 儿童先天性心脏病怎么预防？

（1）一级预防：先心病病因复杂，针对目前已知的可控因素，建议育龄妇女及其家庭采取积极的预防措施，并在计划怀孕时到医院进行孕前咨询和身体检查，从根本上预防先心病的发生。

1）适龄婚育：女性最佳生育年龄是 24 ~29 岁，男性最佳生育年龄是 25 ~35 岁。女性 35 岁以后怀孕发生胎儿基因异常的风险明显增加，因此最好选择在合适的年龄怀孕。

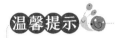

如果无法做到适龄婚育，建议高龄准妈妈在医生指导下进行严格的围产期保健。

2）孕前预防：①孕前检查：计划怀孕前3个月进行致畸病毒特异性抗体检测，如为阴性接种相应疫苗以获得免疫力，接种疫苗3个月内避免受孕；如为阳性应推迟怀孕计划以免影响胎儿。进行糖尿病检查，如确诊需及时规范治疗，病情完全控制后才可受孕。进行苯丙酮尿症筛查，如为该病患者，应在孕前至妊娠8周前安排低苯丙氨酸饮食。癫痫患者最好停药后在医生指导下备孕。②合理营养：注意饮食均衡，不挑食偏食，孕前3个月开始增补叶酸。叶酸只能从食物中获取，我国居民的烹饪习惯易破坏食物中的叶酸，女性体内的叶酸水平较低，如果孕期体内缺乏叶酸，可能导致胎儿神经管畸形和先心病。③生活方式调整：杜绝吸烟、吸酒等不良嗜好，避免接触放射线、农药、有机溶剂等有毒有害物质，避免入住装修未满1年的房子，避免接触猫狗、禽类等，不滥用药物，减少使用电脑、手机时间，保证充足睡眠，保持心情愉快。

55

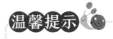

计划怀孕时，丈夫也应到医院做孕前检查以排除不利因素，并注意调整饮食、生活习惯，远离环境污染，真正做到优生优育。

3）孕期预防：①环境控制：孕早期尽量远离电脑、微波炉等磁场强的地方，接听电话尽量使用耳机，避免接触农药、有机溶剂等有毒物质，不使用含激素、重金属的化妆品，不接触宠物，不出入新装修场所。不到高原地区或密闭狭小空间等缺氧环境，远离汽车尾气，尽量不接触吸烟者，除了"二手烟"外，吸烟者的皮肤、头发、衣服上甚至室内墙壁、家具上均有烟草残留物（"三手烟"），与之密切接触会给胎儿健康带来损害。选择清洁无污染的饮用水。②预防感染：注意保暖，作息合理，多晒太阳，适度锻炼，心情平和，室内常通风，尽量不去人流密集的地方，不与传染性疾病患者接触。③饮食有节：不能因为早孕反应、胃口欠佳而食用一些重口味、添加剂多的加工食品，如香肠、雪糕、罐头、方便面、腌制和煎炸食品、含酒精和色素的饮料等；也不能因为要给胎儿增加营养而大吃特吃，超过生理需求；更不能依个人口味只吃某一类食物，如只吃肉不吃蔬菜，或只吃素不吃荤，造成营养严重失衡。④合理用药：尽量少用药，如需用药应咨询医生意见，避免服用影响胎儿发育的药物，如磺胺、苯丙胺、抗癌药、抗惊厥药、激素类药等。糖尿病患者应采取有效措施控制血糖。不要滥用营养品。⑤定期产检：常规产前检查可发现大部分心脏发育异常，有高危因素者（如家族先心病史或其他遗传病史，曾有不明原因流产、死胎或生育畸形儿，妊娠期糖尿病，高龄孕妇，危险因素暴露史等）可行更详细准确的针对性检查。

温馨提示

　　孕早期仍应继续增补叶酸，可预防多种先天性畸形。

　　（2）二级预防：在孕期通过高敏感度、高特异度的遗传学检测和影像学检查等产前筛查和产前诊断，可对高风险胎儿进行明确诊断，必要时可实施选择性流产以预防难治性、致残性高的严重先心病患儿的出生。临床医生可根据具体情况选用以下方法，综合分析，以提高产前诊断准确率。

57

　　1）胎儿超声检查：超声检查为无创性、可重复的检查，彩色多普勒超声对先心病的确诊率可达 80％，尤其是四维超声心动图能提供更全面的信息，是非常重要及准确的诊断依据。孕 20～26 周时，胎心发育完善，胎位尚未固定，心脏图像清晰，此时行心脏彩超检查可提高先心病筛查准确率。

2）遗传学检测：产前 B 超发现可疑或无法确诊者，可进一步行遗传学检测。通常抽取羊水中的细胞、绒毛膜等进行染色体核型分析、FISH 检测、DNA 突变检测等，也可抽取母体血液进行无创产前基因检测，这是一项日趋成熟的新技术，将为产前诊断提供更安全可靠的选择。

3）母体血清生化标志筛查：对于与染色体异常相关的先心病病例，血清学检测更简便易行。目前研究发现，甲胎蛋白（AFP）、人体绒毛膜促性腺激素（HCG）、游离雌三醇（uE3）、同型半光氨酸（Hcy）、蛋氨酸、还原型谷胱甘肽/氧化型谷胱甘肽（GSH/GSSG）比值等可作为预测先心病的生物学标记。

（3）三级预防：大多数先心病持续时间过长，即使不会短期内死亡，也很可能会导致肺动脉高压而无法完全治愈，因此早诊断、早治疗至关重要。

1）胎儿期诊断：与生后才确诊的宝宝相比，出生前即确诊为先心病的孩子死亡率下降，术后并发症发生率也降低。例如胎儿期诊断为动脉导管依赖的复杂先心病，生后应早期给予前列腺素 E，可为下一步治疗创造更好的条件。

2）新生儿体检：由于心脏结构复杂，部分先天性心脏病常规产检时不能发现；而且胎儿心脏在宫内某些结构是开放的（比如动脉导管），生后如果一直不闭合属于异常。因此，生后常规进行新生儿心脏 B 超筛查是非常有必要的，建议新生儿满月体检普及此项检查。

二、儿童先天性髋关节发育不良 怎样预防

1. 什么先天性髋关节发育不良?

先天性发育性髋关节发育不良是指股骨头与髋窝的正常关系改变，可造成孩子的步态异常、邻近关节发育异常和脊柱畸形，导致成年后下腰部疼痛和髋关节退行性变，是造成儿童肢体残疾的主要疾病之一。

2. 儿童先天性髋关节发育不良有哪些表现?

（1）新生儿及婴儿期表现：大腿内侧、腹股沟、会阴部和臀部皮肤皱褶不对称，患病的一侧皮纹增多、增深并且上移。部分孩子大、小腿与对侧不对称，患侧肢体增粗、变短或变细，换尿片时发现一侧腿部活动减少。有些孩子双腿长短不一致，且患侧腿部活动性较差。

59

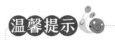 温馨提示

当宝宝平躺时，将两侧髋关节和膝盖各屈曲到 90°，正常时外展两髋可达 70° ~ 80°，如果达不到此度数，应该及时到医院就诊。

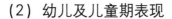
（2）幼儿及儿童期表现

1）双侧髋关节脱位：孩子通常走路较晚。如果已经开始学步，行走时呈典型的"鸭步状态"（即在走路时身体向两侧一摇一摆，犹如鸭子走路，双侧腿部不等长）；站立时可看腰部向前凸出得特别明显，躯干呈代偿性侧弯。

2）单侧髋关节脱位：虽无"鸭行"状态，但在走路时呈一跷一跷的姿态，除了跛行外，其他表现正常，也应及时带孩子去医院检查。

3. 儿童为什么会发生先天性髋关节发育不良？

（1）先天性髋关节发育不良是多基因遗传病，与遗传及环境因素密切相关，但确切病因仍不明确。

（2）分娩过程中母体产生松弛激素使韧带松弛、骨盆扩张以协助分娩，这种激素也可通过胎盘进入婴儿体内，导致女婴韧带松弛，此作用对男婴影响较少。由于过度屈曲和内收伸膝的体位及生产时外力的作用，臀位产比头位产的发生率高10倍，剖宫产也比顺产发生率高。羊水过少致宫内活动度减少或并发其他姿势性畸形（斜颈、骨内收）时此病的发生率也升高。

（3）冬季出生的婴儿及喜欢捆绑孩子使髋关节固定在伸展、内收位的地区发病率明显升高。习惯背孩子而不是经常抱着的民族发病率非常低。

4. 儿童先天性髋关节发育不良怎样预防？

（1）母亲怀孕时不要经常弯腰，定期规范产检，发现胎位异常、羊水过少、糖耐量异常等情况及时处理，预防早产。合理营养，防止胎儿过大，尽量顺产。

（2）生后注意观察新生儿双腿外形、皮纹是否对称（尤其有家族史者），如有异常可做以下试验，阳性者到医院进一步检查：①让新生儿平卧，使双腿齐平，两脚踝并拢后屈膝90°，如果双膝高低不平，则考虑有髋关节脱位。②新生儿平卧，屈膝、屈髋各90°，使双膝外展，双膝外侧如果不能触及床面或在外展至75°～80°时突然有弹跳感，然后才触及床面，也应怀疑为髋关节脱位。

（3）注意养育方式，尤其冬季出生的新生儿不可像"蜡烛"一样紧紧包裹，应让新生儿四肢有活动的空间。不能经常抱着孩子，外出时选择合适的背带。

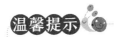

　　部分儿童症状、体征不明显，建议新生儿满月后常规进行髋关节B超筛查。

第四章

儿童常见遗传代谢和内分泌疾病预防

一、儿童21-三体综合征怎样预防

1. 什么是21-三体综合征?

21-三体综合征（又称唐氏综合征或先天愚型）是人类最早发现、最常见的一种常染色体疾病，主要由于亲代之一的生殖细胞在减数分裂或受精卵有丝分裂时，21号染色体发生不分离，致使胚胎体细胞内存在一条额外的21号染色体。21-三体综合征在活产婴儿中发生率约为1/1000～1/600。

2. 儿童21-三体综合征有哪些表现?

（1）特殊面容：新生儿出生时即有明显的特殊面容：①表情呆滞；②眼距宽，眼裂小，眼外眦上斜，可有内眦赘皮；③鼻梁低平，外耳小；④张口伸舌，流涎多；⑤头小而圆，前囟大且闭合延迟；⑥颈短而宽；⑦常呈嗜睡状，有喂养困难。

（2）皮纹特点：患儿手掌皮纹改变呈通贯手，轴

62

三角的 atd 角度 >45°，第 4、5 指桡箕增多。

（3）智能落后：是本病最突出、最严重的表现。绝大多数患儿均有不同程度的智能发育障碍，随年龄增长逐渐明显。

（4）生长发育迟缓：①身材矮小，骨龄落后；②出牙延迟且常错位；③四肢短，韧带松弛，关节可过度弯曲；④肌张力低下，腹膨隆，可伴有脐疝；⑤手指粗短，小指向内弯曲；⑥运动及性发育延迟。

（5）伴发畸形：约 50% 患儿伴有先天性心脏病，其次是消化道畸形。

（6）其他：免疫功能低下，易患感染性疾病；先天性甲状腺功能减退症和急性白血病的发病率明显高于正常人群。

3. 儿童为什么会患 21 - 三体综合征？

（1）遗传因素：染色体异常的父母可将畸变的染色体遗传给下一代。

（2）母亲妊娠年龄过大：孕母年龄愈大，子代发生染色体病的可能性愈大，可能与母体卵细胞老化有关。

63

（3）放射线：能诱发染色体畸变，畸变率随射线剂量的增高而增高，孕母接触放射线后，其子代发生染色体畸变的危险性增高。

（4）化学因素：许多化学药物（如抗代谢药物、抗癫痫药物等）和农药、毒物（如苯、甲苯、砷等）

可致染色体畸变增加。

（5）病毒感染：EB病毒、流行性腮腺炎病毒、风疹病毒、肝炎病毒等都可造成胎儿染色体畸变。

4. 儿童21-三体综合征怎么预防？

（1）避免高龄妊娠，加强孕期防护，避免孕妇接触致畸和诱变物质。注意婚前检查和生育指导，接受遗传咨询。对高危孕妇做相应的产前检查。

（2）遗传咨询：①标准型21-三体综合征的再发风险为1%，孕母年龄愈大，风险率愈高，>35岁者发病率明显上升；②易位型再发风险为4%～10%，但若父母一方为21号染色体与21号染色体罗伯逊易位携带者，子代发病风险率为100%。

（3）产前筛查：①对高危孕妇可作羊水细胞或绒毛膜细胞染色体检查进行产前诊断；②孕中期可做三联筛查：即检测血清甲胎蛋白、游离雌三醇及绒毛膜促性腺激素水平。

温馨提示

由于21-三体综合征目前无有效的治疗方法，如果产前检查证实胎儿为21-三体综合征者，建议终止妊娠。

二、儿童苯丙酮尿症怎样预防

1. 什么是苯丙酮尿症?

苯丙酮尿症是一种常染色体隐性遗传疾病,是因苯丙氨酸羟化酶基因突变,导致苯丙氨酸及其代谢产物在体内蓄积所致疾病。

2. 儿童苯丙酮尿症有哪些表现?

(1)患儿出生时正常,出生后3~6个月开始出现症状,1岁时症状明显。

(2)神经系统:早期可有神经行为异常,如兴奋不安、多动或嗜睡、萎靡;少数呈现肌张力增高、腱反射亢进,出现惊厥发作(约25%),继之智能发育落后日渐明显,80%有脑电图异常。如不经治疗,常在幼儿期死亡。

(3)皮肤、毛发改变:患儿因黑色素合成不足,在生后数月毛发、皮肤和虹膜色泽变浅。皮肤干燥,常伴有湿疹。

(4)体味:因尿液及汗液中排出苯乙酸,呈特殊的鼠尿臭味。

3. 儿童为什么容易患苯丙酮尿症?

儿童患苯丙酮尿症是因父母遗传所致。

65

4. 儿童苯丙酮尿症怎么预防?

（1）避免近亲结婚。对有苯丙酮尿症家族史的夫妇可进行 DNA 分析，再生育时进行遗传咨询和产前基因诊断。

（2）对有本病家族史的孕妇必须采用 DNA 分析或检测羊水中嘌呤等方法对其胎儿进行产前诊断。成年女性患者在怀孕前应重新开始饮食控制直至分娩，以免母亲高苯丙氨酸血症影响胎儿。

（3）新生儿筛查：开展新生儿筛查，以早期发现，尽早治疗。新生儿喂乳 3~7 天，针刺足跟采集外周血，滴于专用采血滤纸上，晾干后送至筛查实验室，进行苯丙氨酸浓度测定。当苯丙氨酸浓度 >0.24mmol/L（4mg/dl）时，应复查或采静脉血定量测定苯丙氨酸浓度；如果血苯丙氨酸浓度测定 >1.2mmol/L（20mg/dl），即可诊断为苯丙酮尿症。

66

温馨提示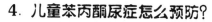

　　诊断一旦明确，应尽早在医师指导下给予积极治疗，开始治疗的年龄愈小，效果愈好。

三、儿童先天性甲状腺功能减退症怎样预防?

1. 什么是先天性甲状腺功能减退症?

先天性甲状腺功能减退症(简称先天性甲低,又称呆小病或克汀病)是由于甲状腺激素合成或其受体缺陷所致的一种疾病,是儿童最常见的内分泌疾病。

2. 儿童先天性甲状腺功能减退症有哪些表现?

儿童先天性甲状腺功能减退症主要表现为智能落后、生长发育迟缓和生理功能低下。

(1)新生儿期表现:常为过期产和巨大儿。最早症状为生理性黄疸时间延长。胎便排出延迟,生后常有腹胀、便秘、脐疝。对外界反应迟钝,常处于睡眠状态,喂养困难,哭声嘶哑且少哭。体温低,四肢冷,末梢循环差,皮肤出现斑纹或硬肿。

(2)典型症状

1)特殊面容:头大颈短,面部黏液水肿,眼睑水肿,眼距宽,鼻梁低平,唇厚,舌大而宽厚、常伸出口外,皮肤粗糙,面色苍黄,毛发稀疏、无光泽。

2)特殊体态:身材矮小,躯干长四肢短,上部量/下部量 >1.5,腹部膨隆,常有脐疝。

3)神经系统症状:智能落后,表情呆板、淡漠,神经反射迟钝;运动发育迟缓,如翻身、坐、立、行

67

走均延迟。

4）生理功能低下：精神差，安静少动，嗜睡；食欲差，体温低而怕冷；肠蠕动慢，常有腹胀、便秘；脉搏、呼吸缓慢，心音低钝，可伴心包积液；全身肌张力较低。

5）其他表现：如出牙延迟、囟门晚闭等。

3. 儿童为什么容易患先天性甲状腺功能减退症？

（1）甲状腺不发育、发育不全或异位：为最主要原因（约占90%），可能与遗传素质和免疫介导机制有关，女:男为2:1，其中1/3病例为甲状腺完全缺如。

（2）甲状腺激素合成障碍：为第2位原因，多见于甲状腺激素合成和分泌过程中酶的缺陷，造成甲状腺素不足，多为常染色体隐性遗传病。

（3）促甲状腺激素缺乏：是因垂体分泌TSH障碍而引起。

（4）甲状腺或靶器官反应低下：是因甲状腺相关蛋白缺陷或靶器官对激素不敏感所致，均为罕见。

（5）母亲因素：母亲服用抗甲状腺药物或母亲患自身免疫性疾病，存在TSH受体抗体，可通过胎盘影响胎儿而造成甲低，亦称暂时性甲低，通常于3个月后好转。

（6）地方性先天性甲低：多因孕妇饮食缺碘，导致胎儿在胚胎期因碘缺乏而导致甲状腺功能低下。

4. 儿童先天性甲状腺功能减退症怎么预防?

（1）做好孕妇保健工作，孕母应保证充足的营养，注意补充碘化食盐和含碘食物（如海带、紫菜等），避免感染，避免应用抗甲状腺药物及接受放射性，对甲状腺肿的育龄妇女应积极治疗。

（2）在甲状腺肿流行地区孕妇应食用碘化食盐是预防地方性甲低的有效措施。

（3）新生儿筛查：目前多采用出生后2~3天的新生儿干血滴纸片检测TSH浓度作为初筛，结果>15~20mU/L时，再进一步检测血清T4、TSH以确诊。

> **温馨提示**
>
> 本病应早诊断、早治疗，以减少对儿童大脑发育的损害。一旦确诊，应终生在医师的指导下治疗，不能中断。

第五章

儿童常见营养障碍性疾病预防

一、儿童蛋白质-能量营养不良怎样预防

1. 什么是蛋白质-能量营养不良？

蛋白质-能量营养不良是一种由于蛋白质和（或）能量摄入不足而造成的营养缺乏症，主要见于3岁以下婴幼儿。

2. 儿童蛋白质-能量营养不良有哪些表现？

（1）轻度蛋白质-能量营养不良：早期表现为患儿活动减少、精神和食欲较差、体重不增加，随着营养不良加重，儿童体重逐渐下降、皮下脂肪逐渐减少（皮下脂肪减少的顺序首先是腹部，其次是躯干、臀部、四肢，最后是面颊）、皮肤苍白干燥弹性差、额部出现皱纹、头发枯黄、肌张力逐渐下降、肌肉松弛、肌肉轻度萎缩、身高增长缓慢。

（2）重度蛋白质-能量营养不良：患儿精神萎靡、

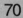

无食欲、反应差、体温和血压偏低、脉搏无力、皮肤苍白无弹性、水肿、皮下脂肪明显减少或消失、肌肉萎缩呈"皮包骨"样、消化功能紊乱、身高明显低于同龄儿童、生长发育障碍、智能发育迟缓，且常伴有以下疾病：

1）营养性贫血：营养性贫血的发生与缺铁、叶酸、维生素 B_{12}、蛋白质等造血原料有关，其中以缺铁性贫血最为常见。

2）维生素和微量元素缺乏：可有多种维生素缺乏，以维生素 A、维生素 D 缺乏常见。约有 1/3 患儿有锌缺乏。

3）感染：由于患儿免疫功能低下，故易患各种感染（如反复的呼吸道感染、鹅口疮、肺炎、腹泻、结核病、中耳炎、尿路感染等）。反复感染将加重营养不良，从而形成恶性循环。

4）自发性低血糖：患儿突然出现面色苍白、神志不清、脉搏减慢、呼吸暂停、体温不升，但一般无抽搐。若不及时诊治，可危及患儿生命。

3. 婴幼儿为什么容易患蛋白质-能量营养不良？

（1）蛋白质-能量摄入不足：喂养不当是导致婴幼儿蛋白质-能量营养不良的重要原因，如：①母乳不足，又未及时添加富含蛋白质的牛奶及辅食；②人工喂养时乳汁配制过稀；③长期以淀粉类食物（如米粉、粥、软饭、面条、馒头等）喂养；④不良饮食习惯，

71

如患儿偏食、挑食、零食等。

（2）需要量增加：①儿童期生长发育迅速，其蛋白质-能量需要量较成人多，特别是双胎、多胎及早产儿因追赶生长需要的蛋白质-能量增加；如果蛋白质-能量供给不足，容易导致蛋白质-能量营养不良。②急、慢性传染性疾病（如麻疹、伤寒、肝炎、结核等）的恢复期需要蛋白质-能量相对增加，如果蛋白质-能量供给不足，容易引起蛋白质-能量营养不良。

（3）疾病影响：如消化道先天畸形、先天性代谢障碍、各种原因引起的消化吸收功能障碍等均可影响食物的消化吸收，导致患儿蛋白质-能量营养不良。

4. 儿童蛋白质-能量营养不良怎样预防？

（1）广泛开展健康教育：通过健康教育达到以下目的：①让家长了解母乳喂养的优点，大力提倡母乳喂养，尽量保证每个婴儿出生后最初4～6个月纯母乳喂养；②指导家长添加辅食的时间、种类和原则，对经济条件较差的地方，鼓励家长在儿童饮食中多给蛋类和豆类制品，以保证儿童有充足的蛋白质-能量摄入；③对母乳不足或不宜母乳喂养者，应建议采用混合喂养或人工喂养，并指导家长正确配制乳汁和制作辅助食品；④纠正儿童不良饮食习惯，如偏食、挑食、零食等，以保证供给足够的能量和蛋白质；⑤培养儿童良好的卫生习惯，如饮用安全干净的水、饭前及便后洗手、早晚刷牙等，以减少感染性疾病的发生；

⑥合理安排生活作息制度，保证儿童充足睡眠，加强体格锻炼，以增强儿童体质；⑦按时进行预防接种，以防止传染性疾病的传播。

（2）推广应用生长发育监测图：儿童定期测量体重，并将体重值标在生长发育监测图上，如发现体重增长缓慢或不增，应尽快查明原因，及时予以纠正。

（3）祛除病因：在查明病因的基础上，积极治疗原发病，如控制感染性疾病、根治各种消耗性疾病、纠正消化道畸形等。

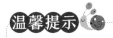

　　本病预后取决于营养不良发生年龄、程度和持续时间，年龄越小，其远期影响越大，尤其是对患儿认知能力和抽象思维能力影响明显；因此，对已发生营养不良患儿要争取早期诊断和治疗，防止其发展加重。

二、儿童单纯性肥胖怎样预防？

73

1. 什么是单纯性肥胖？

单纯性肥胖是由于长期摄入超过人体的消耗，使体内脂肪过度积聚，体重超过正常范围的一种营养障碍性疾病。

2. 儿童单纯性肥胖有哪些表现?

(1) 单纯性肥胖可发生于任何年龄,其中以1岁以内、5~6岁和青春期为3个高发年龄段。患儿食欲旺盛,喜食甜食和高脂肪食物;一般不喜爱运动,常有疲劳感,行动迟缓,运动即出汗、气喘、腿痛。严重肥胖患儿由于脂肪过度堆积限制了胸廓和膈肌运动,造成低氧血症,使肺通气量不足、呼吸浅快、气急、发绀,甚至出现心脏扩大或充血性心力衰竭而危及患儿生命。

(2) 体格检查可见患儿皮肤红润、光泽、溢脂较多,体态丰满,皮下脂肪丰满,但分布均匀,以大腿、腹部最为明显,脐部深陷,腹部膨隆下垂。严重肥胖患儿可因皮下脂肪过多,使胸腹、臀部及大腿皮肤出现皮纹。由于体重过重,患儿走路时两下肢负荷过重可致膝外翻和扁平足。患儿运动发育较同年龄、同性别正常儿童延迟,身高常低于同年龄、同性别正常儿童,性发育较同年龄、同性别正常儿童提前。男童外生殖器因体脂过多而掩盖,易误诊为阴茎发育不良,乳房部位因脂肪较多似女性;女孩胸部脂肪堆积应与乳房发育相鉴别,后者可触到乳腺组织硬结。儿童单纯性肥胖患儿的免疫功能和抵抗力较差,易患呼吸道疾病。

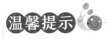

　　由于体胖而怕被人嘲笑，患儿常存在自卑、胆怯、孤独、不合群等心理行为发育障碍，甚至影响智力发育。

3. 儿童为什么容易患单纯性肥胖?

　　（1）遗传因素：肥胖有高度的遗传性，目前认为肥胖的家族性与多基因遗传有关。肥胖双亲的后代发生肥胖者高达 70％～80％，双亲之一肥胖者后代约40％~50％发生肥胖，双亲正常的后代发生肥胖者只占 10％~14％左右。

　　（2）出生体重：随着儿童出生体重的增加，儿童体重超重和肥胖的发生率呈逐渐上升的趋势。出生体重≥4000g 的儿童中有 1/3 以上超重或肥胖，提示高出生体重是儿童肥胖的一个重要危险因素，尤其是糖尿病母亲所生的巨大儿。

　　（3）环境因素：儿童所处的环境从出生开始即是父母营造的，父母不良的饮食习惯直接导致了儿童不良的饮食习惯和行为。儿童生长过程中不健康的生活方式，使儿童养成喜爱进食油腻食物、零食、巧克力和甜点心的习惯，以及父母对儿童进行填鸭式的喂养等，久之则发胖。

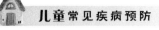

（4）能量摄入过多：摄入的营养超过机体代谢需要，多余的能量便转化为脂肪贮存体内，导致肥胖。

（5）活动过少：活动过少和缺乏适当的体育锻炼是发生肥胖症的重要因素，而肥胖患儿大多不喜爱运动，喜欢看电视和玩电子游戏，从而形成恶性循环。

（6）其他因素：如：①进食过快、饱食中枢和饥饿中枢调节失调以致多食；②精神创伤（如学习成绩低下、家庭关系不和睦、亲人病故等）、心理异常等因素亦可导致儿童过量进食而肥胖。

4. 儿童单纯性肥胖怎样预防？

（1）孕妇在妊娠后期要适当减少摄入脂肪类食物，防止胎儿体重增加过重，造成儿童日后肥胖。

（2）控制饮食：原则是既要满足儿童不断生长发育的基本需要，又不能过量。多采用低脂肪、低碳水化合物和高蛋白食谱。蛋白质供应每天每公斤体重不少于2g，以瘦肉、鱼、豆制品为主。主食量逐渐减少，开始时可减少1/3，以后逐步达到每天200~250g。限制主食量后，儿童会感到饥饿，故应鼓励其多吃体积大而热能低的蔬菜类食品，如萝卜、胡萝卜、青菜、黄瓜、番茄、莴苣、苹果、柑橘、竹笋等。避免高糖、高脂肪、高能量的食物，如西餐、巧克力、甜点心、市售饮料、肥肉、油炸食品等。良好的饮食习惯对减肥具有重要作用，如避免晚餐过饱，不吃夜宵，不吃零食，少吃多餐，细嚼慢咽等。

（3）增加运动：根据儿童的年龄和各自不同的身体条件、选择适当的运动项目和运动时间，循序渐进，避免因运动量猛烈加大、引起食欲亢进而不能达到控制饮食的目的。刚开始时，可进行慢跑、散步、做操、太极拳、乒乓球等运动，每天坚持至少运动 30 分钟，活动量以运动后轻松愉快、不感到疲劳为原则。以后逐渐增加运动量，并长期坚持，特别是在冬季更加重要。

（4）纠正不良习惯：首先应从改变家庭不良饮食习惯和生活方式做起，戒断晚餐过饱、吃夜宵、吃零食、进食过快的习惯，少吃煎、炸、快餐等高能量食品，避免看电视、玩游戏时间太长。父母应关心、鼓励患儿，帮助其树立决心和信心，同时严格监督并发挥其主观能动性。

三、儿童维生素 A 缺乏症怎样预防

1. 什么是维生素 A 缺乏症？

维生素 A 缺乏症为慢性维生素 A 缺乏引起。维生素 A 缺乏可影响机体免疫功能，导致感染性疾病的发病率和死亡率增高。维生素 A 缺乏症是 6 岁以下儿童常见的健康问题，婴幼儿因维生素 A 缺乏致盲的发生率高（尤其在农村）。

2．儿童维生素 A 缺乏症有哪些表现？

（1）眼部表现：是维生素 A 缺乏症的早期表现。

1）夜盲或暗光中视物不清：最早出现，但往往不被重视，婴幼儿也常常不会叙述。

2）干眼症：上述暗适应力减退的现象持续数周后，开始出现干眼症的表现，眼结膜和角膜干燥，失去光泽，自觉痒感，眼泪减少，眼部检查可见结膜近角膜边缘处干燥起皱褶，角化上皮堆积形成泡沫状白斑，称结膜干燥斑或毕脱斑。

3）角膜溃疡：继而角膜发生干燥、浑浊、软化、形成溃疡，易继发感染，患儿自觉畏光、眼痛。角膜溃疡愈合后可留有白翳，影响视力。

4）失明：严重时可发生角膜溃疡、坏死、穿孔，虹膜、晶状体脱出，导致失明。

（2）皮肤表现：开始时仅感皮肤干燥、易脱屑，有痒感；之后上皮角化增生，汗液减少，角化物充塞毛囊形成毛囊丘疹，扪之如粗砂样，以四肢伸面、肩部为多，可发展至颈背部和面部；毛囊角化引起毛发干燥、失去光泽、易脱落，指趾甲变脆、薄、多纹、易折。

（3）生长发育障碍：严重、长期维生素 A 缺乏可导致长骨增长迟滞，身高发育落后；齿龈发生增生和角化，牙齿釉质易剥落，失去光泽，易发生龋齿。

（4）易发生感染性疾病：在维生素 A 缺乏早期，患儿免疫功能低下已开始下降，易反复发生呼吸道和消化道感染性疾病，且迁延不愈。

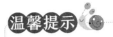

　　暗适应检查：用暗适应计和视网膜电流变化检查，如发现暗光视觉异常，有助于诊断。

3. 儿童为什么容易患维生素 A 缺乏症?

　　(1) 饮食摄入不足：大多因长期喂食脱脂乳、豆浆、淀粉类食物，又未添加富含维生素 A 的蛋黄、动物肝脏、鱼肝油和富含胡萝卜素的胡萝卜、绿叶蔬菜、番茄、水果，而发生维生素 A 缺乏。

　　(2) 吸收利用储存障碍：维生素 A 为脂溶性维生素，小肠消化吸收维生素 A 需要胆盐和脂肪的参与。膳食中脂肪含量过低，如婴幼儿长期以脱脂乳、豆浆、淀粉类食物为主，易发生维生素 A 缺乏。消化道疾病(如先天性胆道梗阻、慢性肠炎、慢性肝炎、脂肪泻、肠结核等) 造成胃肠功能紊乱，可以影响维生素 A 和胡萝卜素的消化和吸收，引起维生素 A 缺乏。此外，严重营养不良、锌和铁缺乏也会引起维生素 A 缺乏。

　　(3) 需要量增加：①早产儿：与足月儿比较，早产儿生长发育迅速、肝脏内维生素 A 储存量较少、对脂肪消化吸收功能更差，更容易发生维生素 A 缺乏。②严重感染：如高热、麻疹、猩红热、迁延性肺炎和结核患儿维生素 A 的需要量增加，如果不及时补充，容易发生维生素 A 缺乏。

4. 儿童维生素 A 缺乏症怎么预防?

(1) 提倡母乳喂养,无法母乳喂养的婴儿采用配方奶粉喂养。早产儿生后 2 周在医师指导下及时添加浓缩鱼肝油或维生素 A 制剂。在维生素 A 缺乏的高发地区,可在医师指导下采用维生素 A 制剂预防。

(2) 及时添加辅助食物:根据婴幼儿添加辅助食品的时间和种类,及时添加富含维生素 A (如蛋黄、动物肝脏) 和富含胡萝卜素 (胡萝卜、绿叶蔬菜、番茄、水果) 食物。

(3) 对患有消化道疾病 (如先天性胆道梗阻、慢性肠炎、慢性肝炎、脂肪泻、肠结核等) 和严重感染 (如高热、麻疹、猩红热、迁延性肺炎和结核) 的患儿应在医师指导下及时补充维生素 A。

四、儿童维生素 A 中毒怎样预防

1. 什么是维生素 A 中毒?

维生素 A 中毒是由于维生素 A 摄入过多所致,多见于 6 个月至 3 岁的婴幼儿。

2. 儿童维生素 A 中毒有哪些表现?

维生素 A 中毒分为急性和慢性中毒两种。

(1) 急性中毒:儿童 1 次摄入维生素 A 剂量超过

30 万 IU 即可发生急性中毒。大剂量摄入维生素 A 后 6 ~8 小时患儿出现嗜睡或过度兴奋、头痛、呕吐等颅内高压表现，脑脊液检查压力增高；12 ~20 小时后出现皮肤红肿，继而脱皮，以手掌、脚底等处最为明显，数周后逐渐恢复正常。

（2）慢性中毒：婴幼儿每天摄入维生素 A 5 万 ~ 10 万 IU，超过 6 个月即可引起慢性中毒。患儿首先表现为食欲减退、体重下降，继而出现皮肤干燥、脱屑、皲裂、毛发干枯、脱发、齿龈红肿、唇干裂和鼻出血等皮肤黏膜损伤表现，以及长骨肌肉连接处疼痛伴肿胀。体格检查可见贫血、肝脾肿大，X 线检查长骨可见骨皮质增生、骨膜增厚，脑脊液检查压力增高，肝功能检查转氨酶升高（严重者出现肝硬化），有时可见血钙和尿钙升高。

3. 儿童为什么容易发生维生素 A 中毒?

（1）儿童急性维生素 A 中毒多因意外服用大量维生素 A（鱼肝油）制剂引起。

（2）儿童慢性维生素 A 中毒多因不遵医嘱长期摄入过量维生素 A 制剂引起。婴幼儿每天摄入维生素 A 5 万 ~ 10 万 IU，超过 6 个月即可引起慢性中毒。这种情况常见于采用口服鱼肝油制剂治疗维生素 D 缺乏性佝偻病时，由于鱼肝油制剂含有维生素 D 和维生素 A，当使用较大治疗剂量的维生素 D 时极易造成维生素 A 慢性中毒。

4. 儿童维生素 A 中毒怎么预防？

（1）不可滥用维生素 A 强化食品。

（2）家长应在医师的指导下，按照儿童所需维生素 A 剂量服用，尤其是采用浓缩制剂时注意不可过量。必须使用大剂量维生素 A 时，应在医师的指导下短期服用。

（3）家中维生素 AD 制剂（鱼肝油）应放在儿童拿不到的地方，以防儿童大量误服。

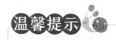 温馨提示

一旦确诊为维生素 A 中毒，患儿应立即停止服用维生素 A 制剂和含维生素 A 的食物。

五、儿童维生素 D 缺乏性佝偻病怎样预防

1. 什么是维生素 D 缺乏性佝偻病？

维生素 D 缺乏性佝偻病是儿童体内维生素 D 不足使钙磷代谢紊乱，导致以骨骼改变为特征的慢性营养缺乏性疾病。多见于 2 岁以下儿童，婴儿期更为常见，是我国原卫生部重点防治的儿童四病之一。

2. 儿童患维生素 D 缺乏性佝偻病有哪些表现？

（1）初期表现：多见于 6 个月以内的婴儿，常出现与室温、季节无关的多汗，尤其是头部多汗，导致

婴儿常摇头擦枕形成枕秃；并且患儿常伴有烦闹不安、夜间突然惊醒等。骨骼X线检查多正常或仅见长骨临时钙化带稍模糊。血生化检查血磷浓度降低，碱性磷酸酶正常或稍增高，血清25-（OH）D_3降低。此期可持续数周或数月，若未经适当治疗，可发展为激期。

（2）激期表现：除初期症状更加明显外，主要表现为骨骼改变和运动功能发育迟缓。

1）骨骼改变：由于不同年龄儿童骨骼生长速度不同，所以维生素D缺乏性佝偻病骨骼改变与年龄密切相关（见表5-1）。

表5-1　维生素D缺乏性佝偻病骨骼改变与好发年龄

部位	骨骼改变名称	好发年龄
头部	颅骨软化	3~6个月
	方颅	8~9个月
	前囟增大及闭合延迟	＞1.5岁
	出牙延迟	1岁出牙，2.5岁未出齐
胸部	肋骨串珠和肋膈沟	1岁左右
	"鸡胸"	
	漏斗胸	
四肢	"手镯"和"脚镯"	＞6个月
	"O"形腿或"X"形腿	＞1岁
脊柱	后凸、侧弯	学坐后
骨盆	扁平	

83

2）全身肌肉松弛：患儿表现为头颈软弱无力，大关节易过度伸展，坐、立、行等运动功能发育落后；由于肝韧带松弛，常因肝下移而触及肝脏；因腹肌张力降低，导致腹部膨隆如蛙腹。

3）其他表现：患儿表情淡漠，语言发育迟缓，常伴有肺炎、腹泻，可出现贫血、脾大等表现。

4）血生化改变：患儿血清钙降低，血磷明显降低，钙磷乘积常小于 30，碱性磷酸酶明显增高，1,25-（OH）$_2$D$_3$下降。

5）X 线改变：①干骺端临时钙化带模糊呈"毛刷样"、杯口状改变；②长骨骨骺软骨盘增宽（＞2mm），与干骺端的距离加大；③骨质普遍稀疏，密度减低，可有骨干弯曲畸形或青枝骨折。

（3）恢复期：经过治疗及日光照射，患儿上述表现消失，精神活泼，肌张力恢复。血清钙磷浓度数天恢复正常，钙磷乘积逐渐恢复正常，碱性磷酸酶约 1～2 个月恢复正常，X 线表现于 2～3 周后即有改善，临时钙化带重新出现，以后钙化带逐渐致密并增厚，骨骺软骨盘 <2mm，逐步恢复正常。

（4）后遗症期：2 岁以后儿童，遗留不同程度的骨骼畸形。

3. 婴幼儿为什么容易患维生素 D 缺乏性佝偻病？

（1）围生期维生素 D 不足：①母亲妊娠期（特别是妊娠后期）维生素 D 摄入不足，如母亲严重营养不良、肝肾疾病、慢性腹泻；②早产、双胎使得婴儿体内维生素 D 贮存不足。

（2）日光照射不足：日光中的紫外线必须照在人体皮肤上才能产生维生素 D，且阳光中的紫外线会因尘埃、煤烟、雾气、衣帽、玻璃所遮挡而影响人体吸收。如果儿童户外活动少、紫外线照射不充足（如儿童衣着严实、戴着有沿帽或隔着玻璃晒太阳）均易导致维生素 D 缺乏性佝偻病。

（3）摄入不足：婴儿食物以母乳为主，母乳含维生素 D 较少，若不及时添加含维生素 D 丰富的食物和维生素 D 制剂，则易引起维生素 D 缺乏性佝偻病。

（4）生长过速：婴幼儿生长发育快，体内贮存维生素 D 不足（尤其是早产、双胎儿），易发生维生素 D 缺乏性佝偻病。

（5）疾病及药物因素：可导致维生素 D 缺乏性佝偻病的常见因素：①慢性腹泻、肝胆系统疾病、慢性肾脏病均可影响维生素 D 的吸收和代谢；②长期服用苯妥英钠、苯巴比妥等药物，可加速维生素 D 的分解和代谢；③糖皮质激素可拮抗维生素 D 对钙的转运。

4. 儿童维生素 D 缺乏性佝偻病怎样预防？

（1）胎儿期预防：预防维生素 D 缺乏性佝偻病首先要从胎儿期抓起。孕母应多户外活动，经常晒太阳；孕母应注意营养，多吃蛋类、牛奶、动物肝脏等含维生素 D、钙、磷和蛋白质丰富的食物；并在医生的指导下服用维生素 D 和钙剂，对患有低钙血症或骨软化症的孕妇应积极治疗。

（2）新生儿期预防：①新生儿出生后应尽量采用母乳喂养，并尽早开始晒太阳。②对早产儿、双胎儿、人工喂养儿或冬季出生的婴儿可在医师指导下采用维生素 D 预防，一般于生后 1～2 周开始，每日口服维生素 D 500～1000IU，连续服用。

（3）婴儿期预防：①提倡母乳喂养，及时添加辅食，保证婴儿对各种营养素的需要。②晒太阳是预防维生素 D 缺乏性佝偻病最安全、方便、经济和有效的方法，新生儿满月后，即可逐步增加户外活动。夏秋季尽量暴露皮肤并逐渐增加晒太阳的时间，平均每日户外活动应在 1～2 小时左右。晒太阳时不要隔着玻璃、戴着帽子或口罩，会达不到预防维生素 D 缺乏性佝偻病的目的。在夏季接触日光充分时可暂时停用维生素 D。③对体弱儿或在冬春季节，家长应在医师指导下，正确地给婴儿补充维生素 D 制剂，一般每日口服维生素 D 400～800IU，至周岁。

温馨提示

婴儿期生长发育速度快，较易发生佝偻病，必须坚持采取综合性预防措施。

（4）幼儿期的预防：儿童 1 岁后可采用"夏秋晒太阳，冬春服维生素 D"的预防方法。

（5）学龄前期至青春期的预防：4 岁以后至青春期儿童可出现晚发性佝偻病。对于经常易疲劳、乏力、两腿酸软、腿痛、关节痛而无其他原因可解释者应进一步检查，并在医生的指导下进行预防。

六、儿童维生素 D 中毒怎样预防

1. 什么是维生素 D 中毒？

维生素 D 中毒是指由于误服大量维生素 D 或长期服用大量维生素 D 引起持续性高钙血症，继而发生各脏器组织钙盐沉积，影响其功能。

2. 儿童维生素 D 中毒有哪些表现？

（1）早期轻度中毒：表现为厌食、恶心、倦怠、烦躁不安、低热、呕吐、顽固性便秘，体重下降。

（2）中度中毒：表现为呕吐、腹泻或顽固性便秘，多饮、多尿，皮肤干燥，体重下降，肌张力降低。

（3）严重中毒：表现为食欲完全消失、烦渴、尿频、夜尿、嗜睡、惊厥、血压升高、心律不齐、心音低钝、心界扩大、肝脏肿大；尿中出现蛋白质、红细胞、管型；肾脏钙化，慢性肾衰竭。

3. 儿童为什么容易发生维生素 D 中毒？

（1）儿童误服大剂量维生素 AD 制剂（鱼肝油）。

87

（2）维生素 D 中毒剂量的个体差异大，如果预防剂量过大，一般婴幼儿每天服用 2 万 ~5 万 IU，连续数周或数月即可发生中毒；敏感婴幼儿每天 4 000IU，连续 1 ~3 个月即可中毒。

（3）短期内多次给以大剂量维生素 D 治疗佝偻病。

（4）误将其他骨骼代谢性疾病或内分泌疾病诊为维生素 D 缺乏性佝偻病，而长期大剂量摄入维生素 D。

4. 儿童维生素 D 中毒怎样预防?

（1）家中维生素 AD 制剂（鱼肝油）应放在儿童拿不到的地方，以防儿童大量误服。

（2）家长应在医师的指导下，按照儿童所需维生素 D 剂量服用，必须使用大剂量维生素 D 时，应在医师的指导下短期服用。

温馨提示

　　一旦诊断患儿维生素 D 中毒，应立即停止服用维生素 D；如出现血钙浓度过高，应限制钙的摄入，包括减少含钙食物的摄入。

七、儿童营养性缺铁性贫血怎样预防

1. 什么是营养性缺铁性贫血?

缺铁性贫血是由于体内铁缺乏导致血红蛋白合成

减少，而引起的小细胞低色素性贫血。缺铁性贫血任何年龄均可发病，常见于 6 个月至 2 岁婴幼儿。

2. 儿童营养性缺铁性贫血有哪些表现？

（1）一般表现：皮肤黏膜逐渐苍白，以唇、口腔黏膜及指（趾）甲床较明显；食欲减退，精神萎靡；体力差，易疲乏，不爱活动；年长儿可诉头晕、眼花、耳鸣等。

（2）造血系统表现：贫血引起骨髓外造血增加，肝、脾、淋巴结轻度肿大；年龄愈小、病程愈久、贫血愈重，肝脾肿大愈明显。

（3）非造血系统表现

1）消化系统症状：食欲减退，少数有异食癖（如嗜食泥土、墙皮、煤渣等）；可有呕吐、腹泻；可出现口腔炎、舌炎或舌乳头萎缩；重者可出现萎缩性胃炎或吸收不良综合征。

2）神经系统表现：烦躁不安或萎靡不振，注意力不集中、记忆力减退、反应迟钝等。

3）心血管系统表现：严重贫血时心率增快、心脏扩大、伴有心脏杂音，甚至发生心力衰竭。

4）免疫系统表现：缺铁性贫血常引起免疫功能降低，常合并感染，迁延不愈，反复发生。

3. 婴幼儿为什么容易患缺铁性贫血？

（1）先天储铁不足：胎儿通过胎盘从母体获得铁

（主要在妊娠最后3个月）储存于体内，以备出生后应用。足月儿从母体所获得的铁足够其生后4~5个月内之需；早产、双胎或多胎、胎儿失血、脐带结扎过早等因素都可使胎儿体内储铁减少，出生后容易发生缺铁性贫血。

（2）铁摄入量不足：人乳、牛乳、谷物中铁含量极低，出生4~5个月后储存铁明显减少，如不及时添加含铁较多的辅食，容易发生缺铁性贫血。年长儿童可因偏食、厌食或营养供应较差而导致铁摄入量减少，从而发生缺铁性贫血。

（3）生长发育因素：婴幼儿生长发育较快，机体对铁的需要较多，如不及时添加含铁丰富的食物，则容易发生缺铁性贫血。青春期是机体生长发育的第2个高峰时期，对铁的需要量增加，如铁摄入不足，也容易导致缺铁性贫血。

（4）铁吸收障碍：食物搭配不合理可影响铁的吸收；慢性腹泻时不仅铁的吸收不良，而且铁的排泄也增加；急、慢性感染时患儿食欲减退、铁吸收不良。

（5）铁丢失过多：每1ml血约含铁0.5mg，长期慢性失血时（如肠息肉、消化道溃疡、梅克尔憩室、钩虫病等），可致缺铁性贫血。

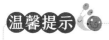 温馨提示

　　牛奶过敏的儿童，进食未煮沸的鲜牛奶可引起少量肠出血（每天失血约 0.7ml），导致缺铁性贫血。

4. 儿童缺铁性贫血怎么预防？

　　（1）胎儿期预防：加强母亲孕晚期营养，摄入富含铁的食物（如蛋黄、动物血、肝脏、鱼、肉等），饭后适当摄取富含维生素 C 的水果，以促进铁的吸收。

　　（2）婴儿期预防：①提倡母乳喂养至婴儿生后6～9 个月，因母乳中铁的吸收利用率较高。②早产儿和低出生体重儿自生后 2 个月开始在医师指导下补充铁，足月儿从生后 4 个月开始在医师指导下补充铁。③无论是母乳喂养或人工喂养的婴儿，从 5～6 个月开始逐渐添加含铁丰富的辅助食品，如蛋黄泥、动物血泥、肝脏泥、鱼泥、肉泥等。

　　（3）幼儿期预防：注意食物营养均衡，多采用含铁丰富的食物，保证足够的动物性食物（如蛋黄、动物血、肝脏、鱼、肉等），尽量采用铁强化配方乳；同时，适当进食富含维生素 C 的水果，以促进铁的吸收。

　　（4）学龄前期至青春期预防：加强营养，合理搭配饮食，多进食含铁丰富的食物，保证足够的动物性

91

食物（如蛋、动物血、肝脏、鱼、肉等）；同时，保证摄取适当的蔬菜和水果，以促进铁的吸收。

八、儿童锌缺乏症怎样预防

1. 什么是锌缺乏症?

锌缺乏症是由于锌摄入不足或代谢障碍导致体内锌缺乏，引起食欲减退、生长发育减慢、皮炎、异嗜癖、免疫功能低下等表现的营养缺乏性疾病。

2. 儿童锌缺乏症有哪些表现?

（1）消化功能减退：表现为食欲不振、厌食、异嗜癖等症状。

（2）生长发育落后：表现为生长发育停滞、体格矮小，性发育延迟。

（3）免疫功能降低：容易发生感染。

（4）智能发育延迟：患儿智能发育水平低于同年龄、同性别正常儿童。

（5）其他：如脱发、皮炎、地图舌、反复口腔溃疡、创伤愈合迟缓、夜盲、贫血等。

3. 婴幼儿为什么容易发生锌缺乏症?

（1）摄入不足：动物性食物不仅含锌丰富而且易于吸收，谷类食物含锌少，婴幼儿如果不及时正确添加动物性食物，容易发生锌缺乏。此外，全胃肠道外营养时，如未加锌也可导致锌缺乏。

（2）吸收障碍：①牛乳含锌量与母乳相似，但牛乳锌的吸收率远低于母乳，长期纯牛乳喂养的婴儿容易发生锌缺乏。②谷类食物中含多量植酸和粗纤维，可与锌结合妨碍锌吸收；因此，以谷类喂养为主、未正确添加动物性食物的婴幼儿容易发生锌缺乏。③各种原因所致的腹泻可妨碍锌的吸收，导致锌缺乏。

（3）需要量增加：生长发育迅速的婴儿、营养不良和疾病恢复期的患儿其锌的需要量增多，如果不及时补充，容易发生锌缺乏。

（4）丢失过多：如长期多汗、反复出血、溶血、大面积烧伤、蛋白尿等可因为锌丢失过多而导致锌缺乏。

4. 儿童锌缺乏症怎样预防？

（1）提倡母乳喂养，及时正确添加富含锌的食物（如蛋黄泥、肝脏泥、鱼泥、肉泥等），以预防婴儿锌缺乏。

（2）幼儿期应注意食物营养均衡，多采用含锌丰富的食物（如蛋黄、肝脏、鱼、肉、豆类、坚果类等），不挑食、偏食和吃零食。

（3）对可能发生缺锌的情况（如早产儿、人工喂养者、营养不良儿、长期腹泻、大面积烧伤等，应在医师指导下适当补锌。

93

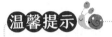

目前推荐对 7 ~ 12 月龄和 1 ~ 3 岁的婴幼儿每天每公斤体重供给元素锌 0.1mg。

九、儿童碘缺乏病怎样预防

1. 什么是碘缺乏病?

碘缺乏病是指由于自然环境碘缺乏造成人体碘营养不良所引起的一组有关联疾病的总称。

2. 儿童碘缺乏病有哪些表现?

碘缺乏病的表现取决于缺碘的程度、持续时间以及患病的年龄。①胎儿期缺碘可致死胎、早产、流产、先天畸形、脑损伤；②新生儿期缺碘引起甲状腺功能低下；③婴幼儿缺碘导致甲状腺肿、身材矮小、智力低下、瘫痪、聋哑等；④学龄期儿童缺碘出现甲状腺肿、甲状腺功能减退、身材矮小、智力低下、学习困难等；⑤青春期缺碘引起性发育延迟。

3. 儿童为什么容易发生碘缺乏病?

（1）食物和饮水中缺碘是其根本原因。

（2）生长发育因素：婴幼儿生长发育较快，机体对碘的需要较多，如果不及时添加含碘丰富的食物

(如海产品、蛋、肉、家禽等)，则容易发生碘缺乏病。

4. 儿童碘缺乏病怎样预防?

(1) 孕母补碘可防止胚胎期碘缺乏，预防胎儿死产、早产、流产、先天畸形、脑损伤和新生儿甲状腺功能低下等的发生；因此，孕母应在医师指导下正确补碘。

(2) 推广碘化食盐是预防缺乏简单易行、行之有效的措施。

温馨提示

由于碘缺乏对儿童早期生长发育的影响最为严重，且造成的损伤难以逆转；因此，新生儿筛查非常重要。我国已经将促甲状腺素测定作为新生儿疾病筛查的内容之一。

第六章

儿童常见感染性疾病预防

一、儿童麻疹怎样预防

1. 什么是麻疹？

麻疹是由麻疹病毒引起的一种出疹性急性呼吸道传染病，以发热、上呼吸道炎、眼结膜炎、口腔麻疹黏膜斑、红色斑丘疹、糠麸样脱屑和色素沉着为主要临床表现。本病传染性强，多发生于 6 个月至 7 岁的儿童，尤其是 3 岁以下的婴幼儿最为多见。

2. 儿童麻疹有哪些表现？

儿童感染了麻疹病毒后约经 10 ~14 天发病。

（1）前驱期：患儿表现为发热，体温 38 ~39℃以上，同时有咳嗽、流涕、怕光、流泪、眼分泌物增多、食欲欠佳、精神萎靡等。发病后 2 ~3 天在口腔颊黏膜上出现白色斑点、周围有红晕，称为麻疹黏膜斑，对早期诊断有重要价值。

（2）出疹期：发热第 3 ~4 天全身开始出现皮疹，

先从耳后、前额、发际开始，逐渐波及面部、胸、背、躯干及四肢，为玫瑰色斑丘疹，疹子间有正常皮肤，有的疹子稠密融合成片。出疹期一般持续3~5天，在此期间，发热、咳嗽、全身不适等症状也最严重。

(3) 恢复期：疹子出齐后，按出疹的顺序逐渐消褪，体温也随之下降，患儿全身情况也随之好转，皮疹消褪后可留有色素沉着，1~2周后完全消失。

(4) 并发症

1) 肺炎：麻疹最常见的并发症是肺炎，也是引起麻疹患儿死亡的主要原因，约占麻疹患儿的10%~12%，多发生在出疹期间。患儿表现为持续高热，或体温下降后再度升高，咳嗽加重，喘憋等。年龄越小越易并发肺炎，而且麻疹并发肺炎的病情比一般肺炎要严重得多。特别是年龄小、体质弱或原有营养不良、佝偻病等疾病的患儿，如麻疹并发肺炎，其预后更差，应特别引起注意。

2) 喉炎、脑炎、心肌炎、中耳炎：麻疹患儿还可并发喉炎，表现为声音嘶哑、犬吠样咳嗽、口唇青紫等；并发脑炎的患儿可出现惊厥、昏迷等；有的患儿还可并发心肌炎、中耳炎等，给患儿的康复带来极大的影响。

3) 干眼症、角膜穿孔：麻疹患儿因疾病消耗、胃肠道功能紊乱、营养供给不足或护理不当，均可造成营养不良，常常会导致维生素A缺乏，引起干眼症

（患儿怕光流泪、不愿睁眼），严重者可发生角膜穿孔，甚至失明。

温馨提示

　　值得注意的是我国自从开始大规模接种麻疹疫苗后，麻疹发病有了新的变化，表现为 8 月龄以下婴儿和 15 岁以上儿童发病增多，而且缺乏典型的麻疹表现，应引起家长和医生注意，以免漏诊和误诊。

3. 婴幼儿为什么容易患麻疹？

　　（1）婴幼儿免疫功能不成熟，缺乏对麻疹病毒的抵抗力。

　　（2）未接种过麻疹疫苗或接种失败。

4. 儿童麻疹怎么预防？

　　（1）保护易感者

　　1）主动免疫：接种麻疹减毒活疫苗，是预防麻疹的最主要、最有效的措施。初种年龄为 8 月龄。18 ~ 24 月龄或 7 岁时复种一次。易感者在接触病人后 24 小时内若接种疫苗，仍有可能预防发病或减轻病情。

　　2）被动免疫：对密切接触过麻疹病人的易感儿童（尤其是有免疫功能低下的儿童），接触麻疹病人后 5 天内在医师指导下肌注丙种球蛋白预防。

　　（2）控制传染源：早发现、早诊断、早隔离麻疹患者。隔离期：出疹后 5 天，有肺炎等并发症者应隔离至出疹后 10 天。对密切接触者，应检疫 3 周（隔离观察 3 周）；对接触后接受被动免疫者，则需检疫 4 周。

（3）切断传播途径：尽可能减少麻疹患儿的传播机会，患儿最好就地治疗，患儿停留的房间应通风，住过的病房应用紫外线照射半小时。在流行期间，应当减少集会，避免去人群聚集的场所。

二、儿童风疹怎样预防

1. 什么是风疹？

风疹是由风疹病毒引起的急性呼吸道传染病，以前驱期短、发热及斑丘疹、耳后、枕后及颈部淋巴结肿大为临床特征。

2. 儿童风疹有哪些表现？

（1）先天性风疹综合征：宫内感染风疹病毒后，部分胎儿为隐性感染，部分可发生流产或死胎，可有正常胎儿出生，亦可出现畸形儿（如：小头畸形、先天性心脏病、白内障、骨发育不良）和（或）胎儿病（如：出生时低体重、肝脾肿大、血小板减少性紫癜和脑脊液异常）；或生后才出现病损（如：听力丧失、先天性心脏病、智力障碍、白内障或青光眼，亦可在成人期出现进行性全脑炎）。

99

（2）后天性风疹：常为隐性感染。典型风疹可有短暂前驱期，表现为低热、全身不适、轻微上呼吸道炎症状（咳嗽、流涕、结合膜充血和咽红等）以及黏膜疹（软腭可见细小红疹）。发热第 1 ~ 2 天即可迅速进入出疹期，皮疹为多形性浅红色斑丘疹，大多不融合，从面部开始，自上而下出现，皮疹一天出齐，次日开始消褪，无色素沉着，同时全身症状很快消失。另在出疹前即可出现特殊体征：耳后、枕后和双侧颈部淋巴结肿大，持续时间可达 1 周或更长。部分患儿可伴有轻度脾大。

3. 儿童为什么容易患风疹？

（1）孕母将病毒经胎盘传给胎儿。

（2）婴幼儿免疫功能不成熟，缺乏对风疹病毒的抵抗力。

（3）未接种过风疹疫苗或接种失败。

4. 儿童风疹怎样预防？

（1）被动免疫：妊娠早期妇女接触风疹病人后，及时到医院就诊，3 天内肌内注射高效免疫球蛋白可预防风疹。

（2）主动免疫：接种风疹减毒活疫苗或麻风腮三联疫苗，保护期 7 ~ 10 年。接受血制品者延迟 3 个月接种疫苗。免疫缺陷病人或免疫抑制病人不能接种疫苗。

（3）控制传染源：应隔离风疹患儿至皮疹出现后5天。

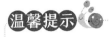

　　妊娠早期妇女应注意加强风疹的预防，如感染了风疹，病毒可经胎盘感染，造成胎儿畸形。

三、儿童水痘怎样预防

1. 什么是水痘?

水痘是由水痘-带状疱疹病毒感染引起，是儿童时期传染性极强的出疹性疾病。

2. 儿童水痘有哪些表现?

（1）先天性水痘：孕妇在妊娠早期感染水痘可致胎儿先天畸形。孕妇分娩前4天内患水痘，新生儿出生5~10天后可发生新生儿水痘，易形成播散性水痘，死亡率25%~30%。

（2）典型水痘：出疹前1~2天可出现前驱症状，如低热、不适、咽痛、厌食等。少数无前驱症状，皮疹与全身症状同时出现。皮疹特点：首发于头、面和躯干，随后累及四肢近端，末端稀少，呈向心性分布。最初为红色斑疹和丘疹，继之形成透明饱满水疱，24小时后水疱变浑浊并出现中央凹陷，水疱易破溃，2~

101

3天迅速结痂；皮疹分期分批出现，可伴明显瘙痒感；病程高峰期，斑疹、丘疹、疱疹和结痂可同时存在；口腔、眼结合膜及生殖器、肛周等处黏膜可见皮疹，易破溃形成浅溃疡。

 温馨提示

　　水痘为自限性疾病，10天左右痊愈。皮疹结痂后一般不留瘢痕。

　　（3）重症水痘：多发生于恶性疾病或免疫功能低下患儿。表现为持续高热和全身中毒症状明显，易并发心肌炎、脑炎、肺炎等，死亡率高。皮疹密集、且易融合成大疱型或为出血性皮疹，可继发感染或伴血小板减少，发生暴发性紫癜。

　　（4）并发症：最常见为皮肤继发感染，如脓疱疮、急性淋巴结炎、蜂窝织炎，甚至导致败血症。水痘肺炎主要发生于免疫缺陷儿童和新生儿。神经系统并发症可见水痘脑炎、横贯性脊髓炎、面神经瘫痪、Reye综合征等，少数出现心肌炎、肝炎、肾炎、关节炎等。

3. 儿童为什么容易患水痘?

　　（1）孕妇分娩前6天患水痘可感染胎儿。

　　（2）婴幼儿免疫功能不成熟，缺乏对水痘病毒的抵抗力。

　　（3）未接种过水痘疫苗或接种失败。

4. 儿童水痘怎么预防?

（1）控制传染源、切断传播途径 隔离患儿至皮疹全部结痂，已接触的易感儿童，应检疫 3 周。

（2）保护易感人群

1）主动免疫：水痘减毒活疫苗可有效预防水痘发生，保护效果持续 10 年以上。

2）被动免疫：正在使用大剂量糖皮质激素、免疫功能受损、恶性病患者、接触过患者的孕妇以及患水痘母亲的新生儿，接触水痘或带状疱疹病人 72 小时内在医师指导下肌注水痘-带状疱疹免疫球蛋白。

四、儿童手足口病怎样预防

1. 什么是手足口病?

手足口病是由一组肠道病毒引起的急性传染病，主要通过消化道、呼吸道和密切接触传播，以手、足、口腔等部位皮肤黏膜的皮疹、疱疹、溃疡为典型表现，多发生于 3 岁以下的婴幼儿。

2. 儿童手足口病有哪些表现?

（1）轻症病例：主要以手、足、臀皮疹及口咽痛为特征。由于口咽痛影响进食，婴儿可表现为流涎拒食。口腔黏膜疹出现较早，起初为粟粒样斑丘疹或水疱，周围有红晕，主要位于舌及两颊部或口唇。之后在手、足远端部位及臀部、躯干、四肢成簇的出现平

103

（或凸）的斑丘疹、疱疹，无疼痛瘙痒。斑丘疹在 5 天左右由红变暗，然后消退；疱疹呈圆形或椭圆形扁平凸起，内有混浊液体，长径与皮纹走向一致，如黄豆大小不等。

温馨提示

疱疹一般在 5～10 天内结硬皮并逐渐消失，不留瘢痕。

（2）重症病例：发病 1～5 天出现脑膜炎、脑炎、脑脊髓炎、肺水肿、循环障碍等，极少数病例病情危重，可致死亡，存活病例可留有后遗症。

1）神经系统表现：往往出现在皮疹后 2～4 天，表现为头痛、呕吐、精神差、嗜睡、易激惹、谵妄甚至昏迷；肢体抖动，肌阵挛、抽搐；中枢性瘫痪或急性弛缓性瘫痪。查体可见脑膜刺激征，腱反射减弱或消失，巴氏征等病理征阳性。颅内高压或脑疝者出现剧烈头痛、脉搏缓慢、血压升高、前囟隆起、呼吸节律不规则或停止、球结膜水肿、瞳孔大小不等、对光反射迟钝或消失。

2）呼吸系统表现：呼吸浅促、呼吸困难或节律改变，口唇发绀，咳嗽，咳白色、粉红色或血性泡沫样痰液；肺部可闻及湿啰音或痰鸣音。

3）循环系统表现：面色苍灰、皮肤花纹、四肢发凉，指（趾）发绀；出冷汗。心率增快或减慢，脉搏浅速或减弱甚至消失；持续血压下降，毛细血管充盈时间延长。

3. 儿童为什么容易患手足口病？

（1）婴幼儿免疫功能不成熟，缺乏对肠道病毒的抵抗力。

（2）手足口病传播途径多，儿童普遍易感。在流行期间，常可发生幼儿园和托儿所集体感染和家庭聚集发病。

4. 儿童手足口病怎样预防？

（1）搞好儿童个人、家庭和托幼机构的卫生是预防本病感染的关键。

（2）在本病流行期间，尽量不带儿童到人群聚集、空气流通差的公共场所。

（3）根据儿童生活环境中是否有手足口病发生，以及与手足口病发病患儿接触的密切程度，采取不同的预防措施。

105

五、儿童流行性腮腺炎怎样预防

1. 什么是流行性腮腺炎？

流行性腮腺炎是由腮腺炎病毒引起的急性呼吸道传染病，以腮腺的非化脓性肿痛为特征，大多有发热。

常见于学龄期儿童和青少年。

2. 儿童流行性腮腺炎有哪些表现?

(1)典型表现:腮腺肿大,常为单侧性,经1~2天出现双侧腮腺肿大,也可同时出现双侧腮腺肿大或只有单侧腮腺肿大。腮腺肿大以耳垂为中心,向前向后向下弥漫性肿大,呈马蹄形,触之有弹性和轻压痛,表面皮肤不红、有热感,边界不清,在张口和咀嚼时,特别是进食酸性食物时疼痛加剧,腮腺周围软组织可见水肿。腮腺肿胀于3~5天达高峰,一般持续6~10天,严重者10~14天。腮腺导管口(位于上颌第二磨牙相对的颊黏膜上)有红肿,但压之无脓液流出。颌下腺肿大、舌下腺肿大可同时发生或单独出现,颌下腺肿大时可在颈前下颌角触及椭圆形肿大的包块,质中,欠活动,有触痛;舌下腺肿大少见,可见颏下、口底肿胀,舌尖抬高,甚至出现吞咽困难。病程中多有发热,持续时间不一,一般为1~7天。

(2)不典型表现:无腮腺肿大,表现为其他腺体、脏器或神经系统受累表现,即表现为脑膜脑炎、胰腺炎、睾丸炎;或仅出现颌下腺肿大或舌下腺肿大;亦可表现为腮腺肿大出现在脑膜脑炎之后。

(3)并发症

1)脑膜脑炎:较常见,多发生在腮腺肿大同时,少数发生在腮腺肿大前或肿大后,少部分病人始终没有腮腺肿大,仅表现为病毒性脑膜脑炎,只能靠病毒分离和血清学检查诊断。临床表现为突然发生头痛、呕吐、意识改变甚至抽搐、昏迷，脑膜刺激征可以阳性。约半数病例脑脊液可有细胞数升高（大多 $<500 \times 10^6/L$，偶可 $>2\,000 \times 10^6/L$），以淋巴细胞为主，蛋白稍高，糖和氯化物正常。在疾病早期，脑脊液中可分离出腮腺炎病毒。脑电图可有改变，但不如其他病毒性脑炎明显。

温馨提示

　　多数病人预后好，很少有后遗症，个别病人可发生耳聋，为听神经受累和内耳迷路炎所致，可发生永久性和完全性耳聋，75% 为单侧。

　　2）睾丸炎：因腮腺炎病毒常侵犯成熟腺体，故睾丸炎常见于 12 岁以上的青少年和成年男性，常发生在腮腺肿胀后 1 周内，表现为高热、寒战、下腹痛、睾丸肿胀、疼痛，阴囊皮肤红肿，常合并附睾炎和鞘膜积液，一般 10 天左右消退，多为单侧，1/3 ~ 1/2 继发睾丸萎缩，但发生不育者少见。

　　3）胰腺炎：为儿童胰腺炎的常见病因，发生在腮腺肿胀后 1 周内，突然出现发热、寒战、恶心呕吐、上腹痛，查体：上腹压痛、肌紧张，但一般是轻型或亚临床型，血清淀粉酶显著升高，血清脂肪酶升高，症状一般 1 周左右消失。

4) 其他并发症：可见卵巢炎、甲状腺炎、乳腺炎、泪腺炎、心肌炎、肾炎、肝炎、间质性肺炎等。

3. 儿童为什么容易患流行性腮腺炎?

（1）缺乏对腮腺炎病毒的免疫力。

（2）未接种过麻风腮三联疫苗或接种失败。

4. 儿童流行性腮腺炎怎样预防?

（1）保护易感者：接种腮腺炎减毒活疫苗或麻疹-风疹-腮腺炎三联疫苗（使用时注意禁忌证）。

（2）隔离传染源：对流行性腮腺炎患儿应采取呼吸道隔离，从发病至腮腺肿大完全消退，集体托幼机构检疫3周，对可疑者立即暂时隔离。

六、儿童流行性脑脊髓膜炎怎样预防

1. 什么是流行性脑脊髓膜炎?

流行性脑脊髓膜炎（简称流脑）是由脑膜炎双球菌引起的化脓性脑脊髓膜炎，本病主要发病年龄为5岁以下儿童。

2. 儿童流行性脑脊髓膜炎有哪些表现?

（1）流行性脑脊髓膜炎起病急，病情重，病情变化快。病初出现上呼吸道感染主要表现，如鼻炎、咽炎或扁桃体炎等。随后突然出现高热、怕冷、恶心、呕吐。

（2）起病数小时后，皮肤迅速出现出血性皮疹（淤点或淤斑），大小不等，分布不匀，手压之不褪色。很快遍及全身，以肩、肘、臀等受压部位皮疹较多，也可在口腔黏膜或眼结膜处看到。

（3）大多数患儿在发病24小时左右即出现脑膜刺激征，表现为剧烈头痛、频繁的喷射样呕吐、烦躁不安或嗜睡，病情严重者可面色灰白、四肢发凉、血压下降甚至昏迷。

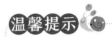

　　如不及时抢救治疗，可导致死亡。

3. 儿童为什么容易患流行性脑脊髓膜炎？

（1）病原菌存在于患者及带菌者的鼻咽部分泌物中，当咳嗽、打喷嚏或说话时随呼吸道飞沫喷出，空气传播是主要的传播方式。

（2）在空气不流通、无阳光照射、人口稠密及居室拥挤等地方本病更容易传播。

（3）当身体的抵抗力差或细菌毒力强时，致病菌可侵入血循环引起败血症。

4. 儿童流行性脑脊髓膜炎怎么预防？

（1）儿童应合理膳食、加强体育锻炼，提高机体自身的抗病能力。

（2）按时做好流脑疫苗的预防接种。在每年发病

109

季节前 1 个月，家长应带儿童到当地的卫生防疫站点进行流脑疫苗的接种，预防流脑。

（3）搞好室内外卫生，保持室内清洁。经常开窗换气，保持室内空气流通和新鲜。衣服、被褥及用具要经常日晒、煮烫消毒等。

（4）在疾病流行期间，不要带儿童去拥挤的公共场所，避免与患儿接触，以防感染。

（5）发现患儿后，应及时送病人住院隔离治疗并报告当地防疫机构。

（6）儿童与患儿密切接触后，可在医生的指导下服用磺胺嘧啶或复方磺胺甲基异噁唑进行药物预防。

七、儿童流行性乙型脑炎怎样预防

1. 什么是流行性乙型脑炎？

流行性乙型脑炎（简称乙脑）是由乙型脑炎病毒引起的以脑实质炎症为主要病变的急性传染病，本病以 3~7 岁儿童发病率最高。

2. 儿童流行性乙型脑炎有哪些表现？

（1）潜伏期：为 4~21 天，一般为 10~14 天。

（2）前驱期：发病 1~3 天，出现体温升高达 39~40℃、头痛、四肢痛、呕吐、嗜睡、颈部强直或抽搐。

（3）极期：此期持续 5~7 天，出现高热、抽搐、昏迷、呼吸衰竭等。

（4）恢复期：大多数患儿经过治疗在 2 周左右进入恢复期，患儿逐渐清醒，重症患儿神志迟钝、失语、肢体瘫痪等。

（5）后遗症期：5%～20%的重症患儿留有后遗症，如意识障碍、痴呆、失语、肢体瘫痪、精神失常等。

3. 儿童为什么容易患乙型脑炎？

（1）带乙脑病毒的蚊虫叮咬将病毒传给儿童。

（2）婴幼儿免疫系统发育不成熟。

（3）未接种乙型脑炎疫苗或接种失败。

4. 儿童流行性乙型脑炎怎么预防？

（1）搞好室内外卫生，灭蚊、防蚊。

（2）按时做好乙型脑炎疫苗的预防接种，以保护易感儿童。

温馨提示

　　儿童疾病预防措施很重要，直接关系儿童健康和生命安全。

111

八、儿童脊髓灰质炎怎样预防

1. 什么是脊髓灰质炎？

脊髓灰质炎（又称小儿麻痹症）是由脊髓灰质炎

病毒引起的儿童急性传染病，多发生在 5 岁以下的儿童，尤其是婴幼儿。

2. 儿童脊髓灰质炎有哪些表现？

（1）潜伏期：一般为 5～14 天。

（2）前驱期：持续 1～4 天，主要表现为发热、纳差、乏力、多汗、咽痛、咳嗽及流涕上呼吸道感染症状，尚可见恶心、呕吐、腹泻、腹痛等消化道症状。

（3）瘫痪前期：出现高热、头痛、颈强直、脑膜刺激征阳性等中枢神经系统感染的表现，同时伴有颈、背、四肢肌肉疼痛及感觉过敏。小婴儿表现为拒绝抱，年长患儿可见：①三角架征：患儿在床上坐起时需两臂向后伸直以支撑身体呈特殊的"三角架征"；②吻膝试验阳性：患儿坐起后不能自如地弯颈使下颌抵膝；③头下垂征：将手置患者肩下，抬起其躯干时，头与躯干不平行（正常者头与躯干平行）。亦可有多汗、皮肤微红、烦躁不安等自主神经系统症状。

温馨提示

> 若 3～5 天后高热消退，一般无瘫痪发生；若病情继续发展，则可能发生瘫痪。

（4）瘫痪期：瘫痪随发热而加重，热退后瘫痪不再进展，无感觉障碍。

（5）恢复期：瘫痪肢体功能逐渐恢复，一般从肢体远端开始，继之近端大肌群，轻症 1~3 个月恢复，重症需 6~18 个月。

（6）后遗症期：如果神经细胞损伤严重，某些肌群的功能不能恢复，就会出现长期瘫痪。继而肌肉萎缩，肢体发生畸形，如脊柱弯曲、足内翻或外翻、足下垂等，而影响其功能使其不能站立、行走或跛行。

3. 儿童为什么容易患脊髓灰质炎?

（1）脊髓灰质炎病毒从咽部或肠壁进入局部淋巴组织中增殖，同时向外排出病毒；当免疫功能低下未能将局部病毒清除，病毒可经淋巴进入血循环，形成病毒血症。

（2）儿童（尤其是婴幼儿）各器官系统发育不成熟。

（3）未接种脊髓灰质炎疫苗或接种失败。

4. 儿童脊髓灰质炎怎么预防?

（1）保护易感者：主动免疫是预防本病的主要而有效的措施。

1）主动免疫：目前普遍采用脊髓灰质炎混合多价糖丸，一般首次免疫从出生后 2 月龄开始，连服 3 次，间隔 4~6 周，4 岁时再加强一次。

2）被动免疫：未服过疫苗而与患者有密切接触的 5 岁以内小儿或有先天性免疫缺陷的儿童应及早注射丙种球蛋白，可防止发病或减轻症状。

（2）控制传染源：对病人和疑似病人应及时隔离，自起病日起至少隔离 40 天，密切接触的易感者进行医学观察 20 天。

（3）切断传播途径：病人衣物用具应煮沸或日光下暴晒 2 小时消毒。因隐性感染者极多，应广泛搞好饮水卫生、个人卫生和粪便管理。

九、儿童中毒型细菌性痢疾怎样预防

1. 什么是中毒型细菌性痢疾？

中毒型细菌性痢疾是因感染福氏志贺菌或宋内志贺菌引起的急性细菌性痢疾最严重类型，起病急骤，突然高热、反复惊厥、嗜睡、迅速发生休克、昏迷，本型多见于 2 ~7 岁儿童，病死率高。

2. 儿童中毒型细菌性痢疾有哪些表现？

（1）休克型：以微循环障碍为主。早期表现为精神萎靡、面色苍白、呼吸增快、脉搏细速、血压正常或偏低，病情进展则出现神志不清、面色青灰、口唇甲床发绀、指端湿冷、皮肤发花、血压下降明显、心率加快、心音低钝、少尿或无尿。后期可伴有多个脏器、系统功能障碍。

（2）脑型：以脑循环障碍为主。临床出现颅内压增高、脑水肿、脑疝和中枢性呼吸衰竭症候。除全身中毒症状外，可出现反复惊厥、意识障碍（烦躁不安、谵妄、嗜睡进而昏迷），血压升高、心率减慢，肌张力增高。严重者可出现呼吸节律不齐、双侧瞳孔大小不等或散大，对光反射迟钝或消失。

（3）肺型：以肺微循环障碍导致肺水肿或肺萎陷为主要表现。常由以上两型发展而来，临床常见症状为呼吸突然加快，进行性呼吸困难、发绀，肺部呼吸音减低。胸部 X 线摄片检查可见到肺部大片阴影或双肺广泛实变。病死率高。

（4）混合型：上述各型同时存在或相继出现。病情更为严重，病死率极高。

3. 儿童为什么容易患中毒型细菌性痢疾？

（1）病菌随大便或通过苍蝇污染手、食品、水和生活用品，经口传播。通过生活接触或食物传播较为常见，呈散发或小规模局部流行，水源污染可大规模爆发流行。

（2）易感性：儿童对福氏志贺菌和宋内志贺菌普遍易感，感染后产生短暂免疫力，不同菌种和菌型间无交叉免疫，易重复发病。

4. 儿童中毒型细菌性痢疾怎么预防？

（1）控制传染源：对病人应隔离至病程结束，连续两次大便培养阴性。对带菌者和慢性菌痢者治疗和管理。

（2）切断传播途径：加强水源保护、饮食卫生。

115

注意环境卫生、消灭苍蝇、对患者的生活用具和排泄物彻底消毒。养成良好卫生习惯，饭前便后洗手。

（3）保护易感人群：口服活疫苗可促进肠道产生局部免疫力，具有一定预防效果。

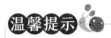

　　从小培养儿童良好的卫生习惯，以减少疾病的传播。

十、儿童结核病怎样预防

1. 什么是结核病？

结核病是由结核杆菌引起的慢性感染性疾病。儿童感染结核后全身各脏器均可受累，常见的结核病类型有：原发性肺结核、粟粒性肺结核、结核性脑膜炎等，其中以原发性肺结核最多见。

2. 儿童结核病有哪些表现？

（1）结核病是一种严重的传染病，全身各个器官均可受累。由于受损的器官不同，病变的程度不同，其表现形式和轻重程度也各不相同。

（2）儿童患有结核病时，常常会引起全身的结核中毒症状，如食欲缺乏、体重不增或消瘦、低热、盗汗、乏力，还可有腹痛、咳嗽、浅表淋巴结肿大及肝脏、脾脏肿大等。

（3）结核性脑膜炎多见于幼儿，可出现抽搐、惊厥等中枢神经系统症状。

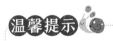

儿童患肺结核可有长期反复的咳嗽，一般止咳药的治疗效果不佳。年长儿也可无明显症状，通过胸部 X 线检查才被发现。

3. 儿童为什么容易患结核病?

（1）未按规定接种卡介苗。

（2）营养状况差、居住条件差、社会经济水平落后的地区的儿童容易患结核病。

（3）与患有结核病者（父母、亲属、保姆或邻居等）密切接触（咳嗽、说话和打喷嚏）而感染。或者因结核病人咳出含结核杆菌的痰液干燥后，随尘土漂浮在空气中，然后被吸入肺内。

（4）摄入被结核杆菌污染的食物、被结核杆菌污染又未消毒的牛奶和使用被结核杆菌污染的餐具时，结核杆菌进入消化道而使消化道受感染。

4. 儿童结核病怎样预防?

（1）接种卡介苗：有计划地按要求做好出生时的初种和以后的复种，是预防结核病的有效方法。但是接种了卡介苗的小孩如果与结核病人密切接触，仍有

117

传染的危险，仍要注意加强预防。

（2）加强对结核病人的管理：对社区的结核病人进行管理，检测和监督病人治疗效果和服药情况，对病人活动情况进行追踪、定期随访和体检。

（3）消毒隔离：注意结核病人要与儿童隔离。病人使用过的用品、餐具等应进行洗烫消毒处理。

（4）居住的房间应经常通风换气，保持室内空气流通及空气新鲜。

（5）注意儿童营养，加强身体锻炼及室外活动，以提高机体抵抗疾病的能力。

（6）不随地吐痰的卫生习惯，以减少疾病的传播。

（7）定期体格检查，可进行结核菌素试验和胸部X线检查等，以便及早发现病人。对有接触史的小儿更应注意追踪随访。

（8）对于接触了开放性肺结核病人的婴幼儿，或结核菌素试验由阴性变为阳性、结核菌素试验呈阳性、结核菌素试验阳性伴结核中毒症状的小儿，应服用抗结核药物，如异烟肼，以预防结核病的发生。

118

十一、儿童支气管肺炎怎样预防

1. 什么是支气管肺炎？

支气管肺炎是指不同病原体或其他因素（如吸入羊水、油类或过敏反应）等所引起的肺部炎症，其中支气管肺炎是儿童最常见的肺炎，多见于 2 岁以内的婴幼儿。

2. 儿童支气管肺炎有哪些表现？

（1）主要症状：①发热：热型不定，多为不规则发热，亦可为弛张热或稽留热。值得注意的是新生儿、重度营养不良患儿体温可不升或低于正常。②咳嗽：较频繁，在早期为刺激性干咳，极期咳嗽反而减轻，恢复期咳嗽有痰。③气促：多在发热、咳嗽后出现。④全身症状：精神不振、食欲减退、烦躁不安，轻度腹泻或呕吐。

（2）体格检查发现：①呼吸增快：40～80 次/分，可见鼻翼扇动和三凹征。②发绀：口周、鼻唇沟和指趾端发绀，轻症病儿可无发绀。③肺部啰音：早期不明显，可有呼吸音粗糙、减低，以后可闻及较固定的中、细湿啰音，以背部两侧下方及脊柱两旁较多，深吸气末更加明显。肺部叩诊多正常，病灶融合时，可出现实变体征（语颤增强，叩诊浊音，呼吸音减弱或有管性呼吸音）。

（3）重症肺炎的表现：①循环系统：可发生心肌炎，表现为面色苍白、心音低钝、严重者可闻奔马律。重症肺炎所表现的心率增快、呼吸增快、呼吸困难、烦躁不安和肝脏增大。②神经系统：发生脑水肿时出现烦躁或嗜睡、意识障碍、惊厥、前囟隆起、球结膜水肿、瞳孔对光发射迟钝或消失，呼吸节律不齐甚至呼吸停止。③消化系统：一般为食欲减退、呕吐和腹泻，发生中毒性肠麻痹时表现为严重腹胀、膈肌升高，加重了呼吸困难。听诊肠鸣音消失，重症患儿还可呕吐咖啡样物，大便潜血阳性或柏油样便。④发生 DIC 时，可表现为血压下降，四肢凉，脉速而弱，皮肤、黏膜及胃肠道出血。⑤抗利尿激素异常分泌综合征：表现为全身性浮肿，可凹陷性，血钠≤130mmol/L，血渗透压 <270mOsm/L 尿钠≥20mmol/L，尿渗透克分子浓度高于血渗透克分子浓度。血清抗利尿激素分泌增加。若 ADH 不升高，可能为稀释性低钠血症。

（4）并发症

1）脓胸：常由金黄色葡萄球菌引起，革兰阴性杆菌次之。临床表现为：高热不退；呼吸困难加重；患侧呼吸运动受限；语颤减弱；叩诊呈浊音；听诊呼吸音减弱，其上方有时可听到管性呼吸音。当积脓较多时，患侧肋间隙饱满，纵隔和气管向健侧移位。胸部 X 线示患侧肋膈角变钝，或呈反抛物线阴影。胸腔穿刺可抽出脓汁。

2）脓气胸：肺脏边缘的脓肿破裂与肺泡或小支气管相通即造成脓气胸。表现为突然出现呼吸困难加剧，剧烈咳嗽，烦躁不安，面色发绀。胸部叩诊积液上方呈鼓音，听诊呼吸音减弱或消失。若支气管破裂处形成活瓣，气体只进不出，形成张力性气胸，可危及生命，必须积极抢救。立位 X 线检查可见液气面。

3) 肺大泡：由于细支气管形成活瓣性部分阻塞，气体进的多，出的少或只进不出，肺泡扩大，破裂而形成肺大泡，可一个亦可多个。体积小者无症状，体积大者可引起呼吸困难。X线可见薄壁空洞。

3. 儿童为什么容易患支气管肺炎？

（1）室内居住拥挤、通风不良、空气污浊、致病微生物较多，易发生肺炎。

（2）营养不良、维生素D缺乏性佝偻病、先天性心脏病等并存症及低出生体重儿、免疫缺陷者均易发生本病。

4. 儿童支气管肺炎怎样预防？

（1）注意儿童营养，保证膳食营养均衡；加强儿童体格锻炼，增强儿童体质。

（2）室内要定期通风，充分利用日光暴晒，用湿布擦地或擦桌椅，以避免尘土飞扬。室内采用紫外线照射、醋熏消毒。

（3）对上呼吸道感染的患儿，应早发现，早治疗，以减少病原体的传播。

（4）在感冒流行时期，不要带孩子去公共场所活动，更不要带他去病家串门，需外出时应戴口罩。

（5）接种疫苗，如接种流感、肺炎球菌、b型流感嗜血杆菌、麻疹、百日咳等疫苗能显著降低肺炎发病率。

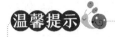

温馨提示

　　合理喂养、加强体格锻炼、按时预防接种、培养良好的生活习惯等是预防本病的重要措施。

十二、儿童腹泻怎样预防

1. 什么是腹泻?

　　腹泻（又称腹泻病）是一组由多病原、多因素引起的以大便次数增多和大便性状改变为特点的消化道综合征，是我国婴幼儿最常见的疾病之一，6 个月至 2 岁婴幼儿发病率高。

2. 儿童腹泻有哪些表现?

　　（1）轻型：常由饮食因素及肠道外感染引起，起病可急可缓，以胃肠道症状为主，食欲不振，偶有溢乳或呕吐，大便次数增多，但每次大便量不多，稀薄或带水，呈黄色或黄绿色，有酸味，常见白色或黄白色奶瓣和泡沫。无脱水及全身中毒症状，多在数日内痊愈。

　　（2）重型：多由肠道内感染引起。常急性起病，也可由轻型逐渐加重、转变而来，除有较重的胃肠道症状外，还有较明显的脱水、电解质紊乱和全身感染中毒症状，如发热、精神烦躁或萎靡、嗜睡，甚至昏迷、休克。

3. 婴幼儿为什么容易患腹泻？

（1）婴幼儿消化系统发育尚未成熟，胃酸和消化酶分泌少，酶活力偏低，不能适应食物质和量的较大变化；婴幼儿水代谢旺盛，一岁以内每日摄入及排出的水分占体内总液量的1/2，对缺水的耐受力差，一旦失水容易发生体液紊乱；婴儿时期神经、内分泌、循环、肝、肾功能发育不成熟，容易发生消化道功能紊乱。

（2）生长发育快，所需营养物质相对较多，且婴儿食物以液体为主，进入量较多，胃肠道负担重。

（3）机体防御功能差：①婴儿胃酸偏低，胃排空较快，对进入胃内的细菌杀灭能力较弱；②血清免疫球蛋白（尤其是 IgM、IgA）和胃肠道分泌型 IgA 均较低。

（4）肠道菌群失调：正常肠道菌群对入侵的致病微生物有拮抗作用，新生儿生后尚未建立正常肠道菌群时、改变饮食使肠道内环境改变时、或滥用广谱抗生素时，均可使肠道正常菌群的平衡失调，而患肠道感染。

（5）人工喂养：母乳中含有大量体液因子（SI-gA、乳铁蛋白）、巨噬细胞和粒细胞、溶菌酶、溶酶体，有很强的抗肠道感染作用。家畜乳中虽有某些上述成分，但在加热过程中被破坏，而且人工喂养的食物和食具极易受污染，故人工喂养儿肠道感染发生率

123

明显高于母乳喂养儿。

4. 儿童腹泻怎样预防?

（1）合理喂养，提倡母乳喂养，及时添加辅助食品，每次限1种，逐步增加，适时断奶。人工喂养者应根据具体情况选择合适的代乳品。

（2）对于生理性腹泻的婴儿应避免不适当的药物治疗、或者由于小儿便次多而怀疑其消化能力，而不按时添加辅食。

（3）养成良好的卫生习惯，注意乳品的保存和奶具、食具、便器、玩具和设备的定期消毒。

（4）气候变化时，避免过热或受凉，居室要通风。

（5）感染性腹泻患儿，尤其是大肠杆菌、鼠伤寒沙门菌、轮状病毒肠炎的传染性强，集体机构如有流行，应积极治疗患者，做好消毒隔离工作，防止交叉感染。

（6）避免长期滥用广谱抗生素，对于因败血症、肺炎等肠道外感染必须使用抗生素，特别是广谱抗生素的婴幼儿，即使无消化道症状时亦应加用微生态制剂，以防止难治性肠道菌群失调所致的腹泻。

124

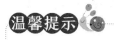

目前轮状病毒肠炎流行甚广，接种疫苗为理想的预防方法，口服疫苗已见诸报道，保护率在80%以上。

第七章

儿童常见免疫性疾病预防

一、儿童原发性免疫缺陷病怎样预防

1. 什么是原发性免疫缺陷病?

原发性免疫缺陷病是因免疫系统先天性发育障碍而引起的免疫功能低下的一组疾病,多与遗传或宫内感染有关,常在婴幼儿或儿童期发病。可分为抗体缺陷病、细胞免疫缺陷病、抗体和细胞免疫联合缺陷病。

2. 儿童原发性免疫缺陷病有哪些表现?

原发性免疫缺陷病由于病因不同而具有较为复杂的临床表现,但其具有以下共同的表现:

（1）反复感染:感染是免疫缺陷病最常见的表现,特点为反复、严重而持久。其感染原常为不常见和致病力低的细菌。多数患儿需使持续使用抗生素预防感染。

（2）自身免疫性疾病:未因感染而致死亡的患儿,随着年龄增长易发生自身免疫性疾病,如溶血性贫血、血小板减少性紫癜、系统性红斑狼疮、系统性血管炎、皮肌炎、免疫复合性肾炎、1 型糖尿病、甲状腺功能减低和关节炎等。

（3）恶性肿瘤：免疫缺陷病恶性肿瘤发生率较正常人群高，尤其是淋巴系统肿瘤，以淋巴瘤最常见，B 细胞淋巴瘤多见，还可发生淋巴细胞白血病、T 细胞和霍奇金病、腺癌及其他肿瘤。

（4）其他：免疫缺陷病还具有其他的表现，如体重下降、发育滞后现象、营养不良、贫血、出血、扁桃体变小或缺如、胸腺发育不全、肝脾肿大、淋巴结变小或肿大、皮肤疖肿、口腔炎、牙周炎和鹅口疮等。

3. 儿童为什么会患原发性免疫缺陷病？

儿童为什么会患原发性免疫缺陷病目前尚不清楚，研究发现多与遗传因素（如常染色体隐性或显性遗传、基因突变或缺失）、宫内感染有关。

4. 儿童原发性免疫缺陷病怎样预防？

（1）重视婚前检查和生育指导，接受遗传咨询。

（2）避免高龄妊娠，做好孕妇保健工作，孕母应保证充足的营养，避免孕妇接触致畸和诱变物质，避免感染，慎用药物，对高危孕妇做相应的产前检查。

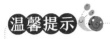

　　应对患儿家族进行家系调查，约 1/4 患儿家族能发现因感染导致早年死亡的成员。

二、儿童继发性免疫缺陷病怎样预防

1. 什么是继发性免疫缺陷病？

　　继发性免疫缺陷病是出生后因不利的环境因素导致免疫系统暂时性功能障碍，一旦不利因素被纠正，免疫功能既可恢复正常。

2. 儿童继发性免疫缺陷病有哪些表现？

　　最常见的表现为反复呼吸道感染和胃肠道感染者，一般症状较轻，但反复发作。反复感染可引起营养不良，形成"营养不良-免疫功能下降-感染-加重营养不良"的恶性循环。

3. 儿童为什么会患继发性免疫缺陷病？

　　（1）营养紊乱是儿童时期继发性免疫缺陷病最常见的原因，包括蛋白质-热能营养不良、铁缺乏症、锌缺乏症、维生素 A 缺乏症、肥胖症等。

　　（2）免疫抑制剂：放射线、抗体、糖皮质激素、

127

环孢素、细胞毒性药物、抗惊厥药物等可导致继发性免疫缺陷。

（3）遗传性疾病：如染色体异常、酶缺陷、血红蛋白病、先天性无脾症、骨骼发育不良、张力性肌萎缩症等是引起继发性免疫缺陷的因素。

（4）肿瘤和血液病：如白血病、再生障碍性贫血、组织细胞增生症、淋巴系统肿瘤、霍杰金病等可导致继发性免疫缺陷。

（5）感染：包括病毒感染、细菌感染、真菌感染、寄生虫感染等可导致继发性免疫缺陷。

（6）其他：外科手术和外伤、肾病综合征、尿毒症、糖尿病等是引起继发性免疫缺陷的因素。

4. 儿童继发性免疫缺陷病怎么预防？

（1）为儿童提供良好的自然环境，如阳光充足、空气新鲜、水源清洁、植被丰富等自然环境有益于儿童健康成长；避免儿童接触被有毒物质污染的环境（如铅、汞、镉、砷、氟、农药、多氯联苯、放射线、核辐射等环境污染），以免严重危害儿童的生长发育。

（2）为儿童提供良好的居住环境，科学护理，培养健康的生活习惯，加强体育锻炼，预防感染和疾病的发生，慎用药物。

温馨提示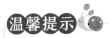

　　在某一特定的时期或环境下儿童可能发生一过性继发性免疫缺陷，如果及时纠正，其免疫缺陷是可逆的。

三、儿童支气管哮喘怎样预防

1. 什么是支气管哮喘？

　　支气管哮喘是由多种细胞特别是肥大细胞、嗜酸性粒细胞和 T 淋巴细胞参与的气道慢性炎症，引起气道高反应，导致可逆性气道阻塞性疾病。

2. 儿童支气管哮喘有哪些表现？

　　（1）反复发作性喘息、胸闷、咳嗽、呼吸困难。

　　（2）发作前可有流涕、打喷嚏和胸闷。

　　（3）咳嗽和喘息呈阵发性发作，以夜间和清晨为重；发作时呼吸困难，呼气相延长伴有喘鸣声；严重病例呈端坐呼吸、恐惧不安、大汗淋漓、面色青灰。

3. 儿童为什么会患支气管哮喘？

　　（1）儿童为什么会患支气管哮喘的原因目前尚未完全清楚，可能与免疫、神经、精神、内分泌因素和遗传学背景密切有关。

129

（2）可能为生命早期接触过敏原（如尘螨、动物皮毛等），促进具有特异质遗传背景的个体形成特异性体质，在包括呼吸道感染、各种过敏原（鸡蛋、花生、鱼虾、灰尘、烟、化学气体、油漆、冷空气刺激等）诱因的刺激下，产生气道高反应性和哮喘发作。

4. 儿童支气管哮喘怎样预防？

（1）由于儿童发生支气管哮喘的原因尚未完全清楚，因此目前尚无行之有效的预防措施。

（2）目前儿童支气管哮喘的预防主要采取：避免接触过敏原、去除各种诱发因素（如呼吸道感染、灰尘、烟、化学气体、油漆、冷空气刺激等）、积极治疗和清除感染灶等预防措施。

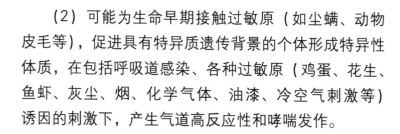

温馨提示

70%～80%的儿童在5岁前发病，3岁前发病者占儿童支气管哮喘的50%，最幼者为3月龄婴儿。经治疗后，约30%～60%的患儿可完全治愈。

四、儿童风湿热怎样预防

1. 什么是风湿热？

风湿热是一种病因不明的自身免疫性疾病，主要累及不同脏器的结缔组织和胶原纤维，主要表现为心肌炎、游走性关节炎、舞蹈病、环形红斑和皮下小结，可反复发作。好发年龄为 6 ~15 岁，以冬春季节多见。

2. 儿童风湿热有哪些表现？

（1）一般表现：急性起病者发热在 38 ~40℃间，无一定热型，1 ~2 周后转为低热。隐匿起病者仅为低热或无发热。其他表现有精神不振、疲倦、食欲不佳、面色苍白、多汗、鼻出血、关节痛和腹痛等。

（2）主要表现

1）心肌炎：首次风湿热发作时，一般于起病 1 ~2 周内出现心肌炎的表现，如心动过速（与体温升高不成比例）、心脏扩大、心尖搏动弥散、心音低钝、可闻奔马律和心脏杂音等。

2）关节炎：典型病例为游走性多关节炎，以膝、踝、肘、腕等大关节为主，表现为关节红、肿、热、痛，活动受限，每个受累关节持续数日后自行消退，不留畸形，但此起彼伏，可延续 3 ~4 周。

3）舞蹈病：表现为全身或部分肌肉的无目的不自主快速运动，如伸舌歪嘴，挤眉弄眼、耸肩缩颈、语言障碍、书写困难、细微动作不协调等，兴奋或注意力集中时加剧，入睡后即消失。

4）皮下小结：呈坚硬无痛结节，与皮肤不粘连，直径 0.1 ~1cm，出现于肘、膝、腕、踝等关节伸面，或枕部、前额头皮以及胸、腰椎脊突的突起部位，约经 2 ~4 周消失。

5）环形红斑：环形或半环形边界明显的淡色红斑，大小不等，中心苍白，出现躯干和四肢近端，呈一过性，或时隐时现呈迁延性，可持续数周。

3. 儿童为什么会患风湿热？

（1）患儿特殊的遗传学背景致使其具有明显的易感性。

（2）A组乙型溶血性链球菌感染，且链球菌在咽峡部存在时间愈长，发病的机会愈大。

4. 儿童风湿热怎样预防？

（1）合理营养，加强体格锻炼，增强体质，预防感染。

（2）对特殊体质的儿童在医师指导下，采用长效青霉素预防链球菌感染。

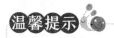

　　风湿热患儿的预后主要取决于心脏炎的严重程度和首次发作是否得到正确抗风湿热治疗及正规抗链球菌治疗。

五、儿童急性肾小球肾炎怎样预防

1. 什么是急性肾小球肾炎？

急性肾小球肾炎是指一组病因不一，临床表现为急性起病，多有前驱感染，以血尿为主，伴不同程度蛋白尿，可有水肿、高血压、肾功能不全等特点的肾小球疾患。

2. 儿童急性肾小球肾炎有哪些表现？

（1）前驱感染：90％病例有链球菌的前驱感染，以呼吸道及皮肤感染为主。在前驱感染后经 1～3 周无症状的间歇期而急性起病。咽炎为诱因者病前 6～12 天多有发热、颈淋巴结大及咽部渗出。皮肤感染见于病前 14～28 天。

（2）典型表现：急性期常有全身不适、乏力、食欲不振、发热、头痛、头晕、咳嗽、气急、恶心、呕吐、腹痛及鼻出血等。

1）水肿：70％的病例有水肿，一般仅累及眼睑及颜面部，重者 2～3 天遍及全身，呈非凹陷性。

2）血尿：50％～70％病人有肉眼血尿，持续 1～2 周即转镜下血尿。

3）蛋白尿：程度不等。

4）高血压：30％～80％病例有血压增高。

5）尿量减少：水肿时尿量减少，甚至无尿。

（3）严重表现：少数患儿在疾病早期（2 周之内）可出现下列严重症状：

1）严重循环充血：常发生在起病 1 周内，出现呼吸困难、端坐呼吸、颈静脉怒张、频咳、吐粉红色泡沫痰、两肺满布湿啰音、心脏扩大、甚至出现奔马律、肝大而硬、水肿加剧。

2）高血压脑病：常发生在疾病早期，血压突然上升达 150 ~160/100 ~110mmHg 以上。年长儿会主诉剧烈头痛、呕吐、复视或一过性失明，严重者突然出现惊厥、昏迷。

3）急性肾功能不全：常发生于疾病初期，出现尿少、尿闭、暂时性氮质血症、电解质紊乱和代谢性酸中毒等，一般持续 3 ~5 日，不超过 10 天。

3. 儿童为什么会患急性肾小球肾炎？

（1）急性肾小球肾炎绝大多数病例为 A 组 β 溶血性链球菌急性感染后引起的免疫性肾小球肾炎。

（2）绿色链球菌、肺炎球菌、麻疹病毒、流感病毒等感染也可导致急性肾小球肾炎。

（3）继发于上呼吸道感染或扁桃体炎者最常见，其次是继发于皮肤感染者。

4. 儿童急性肾小球肾炎怎样预防？

（1）注意营养均衡，培养良好的生活习惯和卫生习惯，加强体格锻炼，定期健康检查。

（2）防治感染是预防的关键，尤其呼吸道、皮肤感染的预防。对感染灶（如急性扁桃体炎、猩红热、脓疱疹等）应彻底使用青霉素或其他敏感抗生素根治。

（3）对 A 组溶血性链球菌感染者应在 3 周内及时检查尿常规，早发现、早诊断、早治疗。

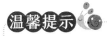

急性肾小球肾炎急性期预后好，及时正确治疗后95%急性链球菌感染后肾小球肾炎患儿能完全恢复，死亡病例在1%以下。

六、儿童肾病综合征怎样预防

1. 什么是肾病综合征？

肾病综合征是一组由多种原因引起的肾小球基膜通透性增加，导致血浆内大量蛋白质从尿中丢失的临床综合征。发病年龄多为学龄前儿童，3~5岁为发病高峰。

2. 儿童肾病综合征有哪些表现？

（1）主要表现：①水肿最常见，开始见于眼睑，以后逐渐遍及全身，呈凹陷，严重病例可有腹水或胸腔积液；②尿量减少，颜色变深，一般无肉眼血尿，短暂的镜下血尿可见于大约15%的患儿；③大多数患儿血压正常，轻度高血压见于约15%的患儿；④一般肾功能正常，急性肾衰竭少见。

（2）并发症：①感染：由于免疫功能低下、蛋白质营养不良、水肿局部血循环不良以及皮质激素、免疫抑制剂应用等因素，肾病患儿常并发各种感染，其中以上呼吸道感染最多见。②血栓形成：以肾静脉血栓形成常见，表现为突发腰痛、血尿、少尿，甚至发生肾衰竭；此外还可有肺栓塞、脑栓塞等。③电解质紊乱：患儿可因不恰当长期禁盐或长期食用不含钠的食盐代用品、过多使用利尿剂以及感染、呕吐、腹泻等因素均可致低钠、低钾、低钙血症，表现为厌食、乏力、懒言、嗜睡、抽搐等。④低血容量、休克：由于低蛋白血症、血浆胶体渗透压下降、水肿导致低血容量、休克。

3. 儿童为什么会患肾病综合征？

（1）儿童为什么会患肾病综合征的病因目前尚不明确。

（2）近年研究发现与下列因素有关：①T淋巴细胞异常参与本病的发病；②与遗传因素有关。

4. 儿童肾病综合征怎么预防？

（1）注意营养均衡，培养良好的生活习惯和卫生习惯，加强体格锻炼，定期健康检查。

（2）预防感染（尤其是呼吸道和皮肤感染的预防）是预防肾病综合征的关键。

温馨提示

　　肾病综合征的预后与其病理变化关系密切，微小病变型预后最好。

第八章

儿童常见神经心理行为障碍预防

一、儿童脑性瘫痪怎样预防

1. 什么是脑性瘫痪？

脑性瘫痪（简称脑瘫）是自受孕开始至婴儿期非进行性脑损伤和发育缺陷所致的综合征，主要表现为运动障碍及姿势异常。常合并智力障碍、癫痫、感知觉障碍、交流障碍、行为异常及其他异常。

2. 儿童脑性瘫痪有哪些表现？

（1）基本表现：主要为运动发育落后和瘫痪肢体主运动减少（包括粗大运动和手指精细动作）、肌张力异常（包括肌张力增高、肌张力降低或肌张力不全）、姿势异常和反射异常，共 4 种基本表现。

（2）按运动障碍类型分为 7 种类型：

1）痉挛型：最典型和常见的类型。主要表现：双下肢为主的痉挛性截瘫或四肢瘫痪。行走、站立困难，走路时足尖着地、呈剪刀步态。肌张力明显增高，腱

137

反射亢进，可有病理反射（巴氏征阳性）。常伴有语言及智能障碍。

2）肌张力不全型：多见于幼儿，主要表现：肌张力明显降低（不能站立行走，头颈不能抬起，运动障碍明显），关节活动幅度过大，但腱反射存在，可出现病理反射。常伴有失语及智能低下。

3）手足徐动型：主要表现为面、舌、唇及躯干肢体出现舞蹈样或徐动样动作，伴有运动障碍和肌张力增高。多因核黄疸、新生儿窒息引起基底核损害而发病，多伴有听觉障碍。

4）共济失调型：较为少见，由于小脑发育不良所致。主要表现为肌张力低下、共济运动障碍、意向性震颤、构音障碍、运动发育迟缓。

5）强直型：全身肌张力显著增高、僵硬，锥体外系受损症状。

6）震颤型：多为锥体外系相关的静止性震颤。

7）混合型：同一患儿可出现上述 2 ~ 3 个型的症状，手足徐动与痉挛症状并存，部分部位或某些症状下，肌张力又明显降低。常伴有智力障碍。

（3）按瘫痪部位不同，为可分为：单瘫（单个肢体受累）；双瘫（四肢均受累，上肢受累轻，下肢受累重）；截瘫（下肢受累）；三肢瘫（三个肢体受累）；偏瘫（半侧肢体受累，上肢重，下肢轻）；四肢瘫（四肢均受累，且程度相同）。

(4）常见合并症

1）智力障碍：约50％伴有轻中度智力障碍，25％伴重度智力障碍，其余智力正常。

2）癫痫：近25％～50％伴有癫痫。脑电图有助于诊断。

3）语言障碍：约30％～70％伴有不同程度语言障碍（如：发音不清、说话速度过快、过慢或不准确、不流畅）。

4）视觉障碍：20％～50％存在视觉障碍（包括内外斜视、眼球震颤、凝视障碍和追视、上方视麻痹，近视、远视、弱视或视野缺失，甚至有视神经萎缩、先天性白内障和全盲等）。

5）听觉障碍：主要见于手足徐动型脑瘫患儿（新生儿胆红素脑病后）。

3. 儿童为什么会患脑性瘫痪？

（1）产前因素：母体因素（包括母妊娠期感染、药物、理化因素、营养障碍等）、遗传因素和中枢神经系统先天畸形（如巨脑症、脑裂畸形、头小畸形、先天性脑积水等）。

（2）产时因素：胎儿脑缺氧（主要原因如产程过长、产时使用麻醉剂和镇静剂等）、颅内出血（主要因素如产伤、急产、难产及出血性疾病等）、早产、低出生体重（2 000g以内）和窒息等。

（3）产后因素：缺血缺氧性脑病、高胆红素血症

139

致核黄疸、新生儿期惊厥、严重感染所致中毒性脑病、中枢神经系统感染、头部外伤、低血糖等。

4. 儿童脑性瘫痪怎样预防?

（1）产前孕妇要积极进行早期产前检查，做好围产期保健，防止胎儿发生先天性疾病；应戒除不良嗜好（如吸烟、饮酒），不能滥用药物（如麻醉剂、镇静剂等）；不接触宠物，预防流感病毒、风疹病毒、弓形虫等病原体感染；避免与放射线等有害、有毒物质接触及频繁的 B 超检查。孕妇智力低下或双方近亲有癫痫、脑瘫及其他遗传病史，如果怀孕早期发现胎儿异常，应尽早终止妊娠。

（2）提高助产技术，加强产时监护，预防新生儿早产、难产。

（3）做好新生儿监测，加强护理，合理喂养，预防颅内感染、脑外伤、胆红素脑病等。

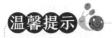

温馨提示

　　早期诊断和早期治疗对提高脑性瘫痪儿童的生活质量非常关键。

二、儿童注意缺陷多动障碍怎样预防

1. 什么是注意缺陷多动障碍?

注意缺陷多动障碍（又称儿童多动症）是儿童期常

见的心理行为障碍之一，主要表现为注意力不集中、多动、冲动行为，常伴有学习困难，但智力正常或接近正常。其患病率为3%~5%，男女比例为4:1~9:1。

2. 儿童注意缺陷多动障碍有哪些表现？

（1）注意力不集中：注意力不集中是最主要的表现之一，注意缺陷多动障碍注意力维持的时间要明显低于其他同年龄的小朋友。老师最经常投诉他们的是上课无法集中思想听课、其他班的活动、窗外的小鸟叫和楼下的汽车喇叭声等细微的干扰都使他们走神。事实在他们注意力不集中不仅表在学校课堂中、家庭做作业上和帮助做家务时，甚至和其他小朋友玩游戏时也是心不在焉。老师经常会评价他们"聪明但不用心"、"人在教室，心不在"。

（2）多动：多动是另一个主要突出的表现。在幼年时期他们就显得比其他小朋友好动，比较难安静下来，不分场合、无目的的奔跑、到处爬上爬下、不顾场合高声喧哗或攀爬跑跳、追逐打闹。患儿无论是在学校还是在家里，都表现得异常"活跃"，例如上课时东倒西歪、喜欢玩橡皮擦、文具盒等小动作，和邻座同学打闹；在家也是坐卧不安、扭动不停，常常喜欢打断别人的讲话或干扰其他小朋友的游戏。老师的投诉他们是"组织纪律性差"、"上课不认真听讲、小动作多"等。

（3）冲动：注意缺陷多动障碍儿童自我控制能力差，容易与人滋事争吵打架，缺乏耐性。他们通常情绪

141

不稳定，高兴时容易过度兴奋，而不开心时易大发脾气。他们在需要轮流活动中不能等候。老师的批评和家长的打骂对他们都无济于事。受到老师批评时容易顶撞老师，老师反映"不能虚心接受批评""目无师长"等。

（4）其他问题：学习成绩落后、情绪不稳定、冲动、任性、社交等问题。

温馨提示

注意缺陷多动障碍儿童的临床表现不仅因所处环境不同而不同，不同发育阶段其表现也有不同。

3. 如何区别正常"好动"儿童和注意缺陷多动障碍儿童？

虽然注意缺陷多动障碍的儿童都表现为"多动"、"淘气"、"不守规矩"，但事实在很多儿童特别是男孩子，个性比较活跃、精力比较旺盛或者家里比较放任自由，缺乏训练。

（1）年龄

1）正常儿童：正常儿童在不同年龄阶段注意力集中的时间不一样。据统计 5 ~6 岁时集中时间大约是 12 ~15 分钟，7 ~10 岁大概为 20 分钟，10 ~12 岁为 25 分钟，12 岁以上才能达到 30 分钟以上。

2）多动症儿童：注意力集中的时间明显短于同年龄正常儿童，而且在一个班集体中经常（持续 6 个月以上）与其他同年龄正常儿童有着不同。

（2）场合

1）正常儿童：正常儿童的活泼好动是分场合的、甚至有目的性的。而注意缺陷多动障碍的儿童在上课、做作业等情况下一般不能控制自己，不能遵守规则。

2）多动症儿童：做事经常不考虑后果，不分场合，无论在课堂上听课、在家里自学、甚至在医院就诊等公共场合都表现得十分"好动"，无法自控。多动的症状必须要在 2 个或 2 个以上环境中表现，如学校、公共场所或家里。

（3）结果

1）正常儿童：正常儿童学习效率、学习成绩和小朋友的交往都正常。他们的好动只能与缺乏有效的训练、生活习惯不好等有关。一般经过提醒一般能够自己改正。

2）多动症儿童：注意缺陷多动障碍严重将影响儿童的学习效率和学习成绩、父母的关系、与老师和其他小朋友的关系，无法适应集体生活。学习差、成绩波动都是到医院就诊的主要原因。注意缺陷多动障碍儿童因为无法自我控制，提醒基本不起效果，容易让人误解为他们故意"我行我素"，或者"屡教不改"、"朽木不可雕"等。

143

4. 儿童为什么会发生注意缺陷多动障碍？

目前该病病因尚不肯定，但研究发现该病与遗传因素、中枢神经系统病理改变、心理因素、社会因素、营养因素、环境污染等有密切关系。

5. 儿童注意缺陷多动障碍怎么预防？

（1）为儿童提供良好的自然环境，如阳光充足、空气新鲜、水源清洁、植被丰富等自然环境有益于儿童健康成长；避免儿童接触被有毒物质污染的环境（如铅、汞、镉、砷、氟、农药、多氯联苯、放射线、核辐射等环境污染），以免严重危害儿童的生长发育。

（2）为儿童提供良好的居住环境，和睦的家庭环境，科学护理，培养健康的生活习惯，加强体育锻炼。

（3）定期儿童保健，对于早产儿、低体重儿、亲属中有注意缺陷多动障碍的儿童要定期随访，发现问题及时咨询，早期干预。

三、儿童孤独症怎样预防

1. 什么是孤独症？

孤独症是一种起病于婴幼儿时期的严重身心发育障碍性疾病，以人际交往障碍、语言沟通异常、兴趣局限和行为刻板为特征，多数患儿伴有不同程度的精神发育迟滞。儿童孤独症是广泛性发育障碍最为常见、最具代表性的疾病类型之一，患病率为 0.02% ~ 0.13%，男女比例为 2.6∶1 ~5.7∶1。

2. 儿童孤独症有哪些表现？

（1）社会交往障碍：自闭症最核心的表现是交往

障碍。孩子常常自娱自乐，独来独往，我行我素，甚至回避目光接触，与人没有眼光对视。他们常常不会区分生人和熟人，与家人不亲密、"不怕生"、却"不想和其他小朋友一起玩"（缺乏与人交往的兴趣），也"不懂得怎么和其他小朋友玩"（缺乏正常的交往方式和技巧），不懂与他人分享快乐，也不懂寻求安慰，更不会安慰和关心其他人。

（2）交流障碍：大多数孩子是因为"说话晚"、"不会说话"到医院就诊。儿童孤独症患儿在言语交流和非言语交流方面均存在障碍。

1）言语交流障碍：孩子的听力通常是正常的。但大多数孩子到两岁和三岁时仍然不会说话，有的孩子的说话很奇怪，别人难于理解，"鹦鹉语言"、反反复复说一句话或一个问题。起病较晚的患儿可有相对正常的言语发育阶段，但起病后言语逐渐减少、倒退，甚至完全消失。部分患儿终生无言语。

2）非言语交流障碍：儿童孤独症孩子常拉着别人的手伸向他想要的物品，但是其他用于沟通和交流的表情、动作及姿势却很少。他们多不会用点头、摇头以及手势、动作表达想法，与人交往时表情常缺少变化。

（3）兴趣狭窄和刻板重复的行为：儿童孤独症患儿倾向于使用僵化刻板、墨守成规的方式应付日常生活。与其他孩子的区别很大。

1）兴趣狭窄：孤独症的孩子兴趣范围狭窄。他们感兴趣的事物很少，而且常常与众不同，对非生命物体的特殊依恋。正常孩子可能对玩具、动画片感兴趣，但孤独症的孩子却迷恋于看电视广告、天气预报、旋转物品、排列物品或听某段音乐、某种单调重复的声音等。对一些非生命物品可能产生强烈依恋，如瓶、盒、绳等都有可能让患儿爱不释手，随时携带。部分孩儿可专注于文字、数字、日期、时间表的推算、地图、绘画、乐器演奏等，并可表现出独特的能力。

2）行为刻板重复：孤独症的孩子会坚持用同一种方式做事，拒绝日常生活规律或环境的变化。如果日常生活规律或环境发生改变，患儿会烦躁不安。孩子会反复用同一种方式玩玩具，反复画一幅画或写几个字，坚持走一条固定路线，坚持把物品放在固定位置，拒绝换其他衣服或只吃少数几种食物等。

3）刻板重复的怪异行为：孤独症的孩子儿常会出现刻板重复、怪异的动作，如重复蹦跳、拍手、将手放在眼前扑动和凝视、用脚尖走路等。还可能对物体的气味、质感产生特殊兴趣和行为，如反复闻物品或摸光滑的表面等。

（4）感觉异常：大多数孤独症儿童存在感觉异常，包括对某些声音的特别恐惧或喜好，有些表现为对某些视觉图像的恐惧，对痛觉比较迟钝。

（5）其他表现：70%~75%左右的孤独症儿童智力落后，20%智力在正常范围，约10%智力超常。多数患儿记忆力较好，尤其是在机械记忆方面，例如数字、年代等。对音乐特别有兴趣。孤独症患儿还常存在自笑、情绪不稳定、冲动攻击、自伤等行为。

3. 儿童为什么会患孤独症？

目前该病的病因和发病机制尚不清楚，多数学者认为此病是生理-心理-社会因素共同作用的结果。

4. 儿童孤独症怎样预防？

（1）为儿童提供良好的自然环境，如阳光充足、空气新鲜、水源清洁、植被丰富等自然环境有益于儿童健康成长；避免儿童接触被有毒物质污染的环境（如铅、汞、镉、砷、氟、农药、多氯联苯、放射线、核辐射等环境污染），以免严重危害儿童的生长发育。

（2）为儿童提供良好的居住环境、和睦的家庭环境，科学护理，培养健康的生活习惯，加强体育锻炼。

（3）父母与孩子之间要保持亲密无间的关系，并能够一致地参与到孩子的生活中。当孩子思念父母时，他们需要给予必要的支持。对孩子提出的问题，父母要尽量予以答复。

147

温馨提示

孤独症预后好坏与病因、疾病严重程度、早年语言发育水平、智商高低、康复训练情况等有关。

第九章

儿童常见意外伤害预防

一、儿童意外窒息怎样预防

1. 什么是意外窒息？

意外窒息是指呼吸道内部或外部障碍引起血液缺氧的状态，但不包括新生儿出生时由于缺血、缺氧引起的新生儿出生窒息。

2. 儿童意外窒息有哪些表现？

（1）蒙被综合征：多见于1岁以下婴儿，其口鼻被衣物和（或）被褥捂住，而引起缺氧、高热、大汗、高渗性脱水，造成全身多系统损害的综合征。

（2）气管异物：异物吸入气管，气管受到刺激，出现气急、呛咳、憋气、面色苍白或发绀、呼吸困难、声嘶等；如果异物堵塞大气道，短时间即可发生窒息死亡；异物落入小气管，出现长期咳嗽、发热、肺炎、肺脓肿等。

3. 儿童为什么容易发生意外窒息?

（1）婴儿吃完奶后即仰着睡觉，发生溢奶后吸入气管而窒息。

（2）母亲夜间哺乳姿势不正确，卧位哺乳，母亲哺乳后疲劳入睡，造成乳房堵塞婴儿口鼻。

（3）婴儿口鼻被衣物、枕头、被褥等捂住，导致婴儿窒息。

（4）父母熟睡时手放在婴儿脸上、翻身压在婴儿脸上或身上、被子盖过婴儿口鼻等都可造成窒息。

（5）婴儿奶嘴或饰物挂在婴儿脖子上，其链子在婴儿脖子上打结绞勒，导致婴儿窒息。

（6）果冻等圆滑食物或物品（如玻璃球、磁铁珠、纽扣、棒棒糖、硬币、纽扣、电池等）很容易被误吸到儿童喉部，导致儿童窒息。

4. 儿童意外窒息怎样预防?

（1）母亲应抱着婴儿喂奶，喂完奶后竖直抱婴儿一会儿，再将婴儿放置于右侧卧位睡觉。

（2）不要用衣物、枕头、被褥压住婴儿的口鼻。

（3）家长不与婴幼儿同一条被子睡觉，给婴幼儿单独盖一条被子睡觉或让婴幼儿单独睡小床。

（4）婴儿哭闹时不要进食、喂水、喂药等。

（5）不要给 3 岁以下婴幼儿吃果冻、花生、坚果等圆滑食物。

（6）不要将婴儿奶嘴或饰物挂在婴儿脖子上。

149

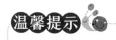

一旦儿童发生意外窒息，应立即送医院抢救。

二、儿童急性中毒怎样预防

1. 什么是急性中毒？

急性中毒是某些物质接触人体或进入体内后，与体液和组织相互作用，破坏机体正常的生理功能，引起暂时或永久性的病理状态或死亡，这一过程称为中毒。急性中毒多发生在婴幼儿至学龄前期儿童，是儿童常见疾病之一。

2. 儿童急性中毒有哪些表现？

（1）儿童急性中毒首发症状多为腹痛、腹泻、呕吐、惊厥或昏迷，严重者可出现多脏器功能衰竭。

（2）体格检查常可见中毒特征：如呼气、呕吐物有特殊气味，口唇、皮肤及甲床发绀或呈樱桃红，异常出汗，呼吸加快或减慢，瞳孔扩大或缩小，心律紊乱等。

（3）儿童衣服、皮肤、周围常可见残留毒物。

3. 儿童为什么容易发生急性中毒？

（1）婴幼儿往往拿到东西就放入口中，因此婴幼儿时期常发生误服药物或毒物中毒。

150

（2）学龄前和学龄儿童接触毒物的机会增多（如有毒食物、环境中有毒动物和植物、化学制品、医疗药物、消毒防腐剂、杀虫剂、去污剂等），但由于年幼无知，缺乏生活经验，不能辨别有毒或无毒物品；因此，常发生急性中毒。

4. 儿童急性中毒怎样预防？

（1）对家长和儿童普及有关中毒预防的健康知识教育。

（2）保证儿童食物的清洁卫生，防止食物在制作、储备、出售过程中处理不当所致的细菌性食物中毒。

（3）避免儿童食用有毒的食物，如毒蘑菇、含氰果仁、白果仁、河豚、鱼苦胆等。做好识别有毒植物的宣传工作，教育儿童不要随便采食野生植物。

（4）药物应放置在儿童拿不到的地方，儿童内外用药应分开放置，防止误服外用药造成的伤害。

（5）农村或家庭日常用的灭虫、灭蚊、灭鼠剧毒药品，更要妥善处理，避免儿童接触，各种农药务必按照规定办法使用。禁止儿童玩耍带毒性物质的用具，如装敌敌畏的小瓶等。

151

温馨提示

儿童发生急性中毒，应立刻进行抢救。抢救原则是清除未被吸收的毒物、防止毒物吸收、促使已吸收的毒物排出。

三、儿童烧（烫）伤怎样预防

1. 什么是烧（烫）伤？

烧（烫）伤是由热力（如沸水、热油、热汤、热水袋、蒸汽、火焰等）和化学能（如强酸、强碱等）所致人体皮肤损害。

2. 儿童烧（烫）伤有哪些表现？

（1）Ⅰ度烧（烫）伤：仅伤及表皮，局部皮肤出现红肿，有疼痛感，皮肤温度稍增高，3~5天可好转，不留瘢痕。

（2）Ⅱ度烧（烫）伤：伤及真皮，局部出现水泡。

1）浅Ⅱ度烧（烫）伤：伤及真皮浅层，水泡破裂后创面渗液明显，创面底部肿胀发红，有剧痛感和感觉过敏，皮温增高。如果无感染2周左右可愈合，愈合后不留瘢痕，皮肤功能良好。

2）深Ⅱ度烧（烫）伤：伤及真皮深层，水泡破裂后创面渗液少，创面底部肿胀明显，感觉稍迟钝，皮温可降低。如果无感染，3~4周可愈合，愈合后留瘢痕，皮肤保留基本功能。

152

（3）Ⅲ度烧（烫）伤：伤及皮肤全层，甚至可深达皮下、肌肉、骨骼等。皮肤坏死、脱水后形成焦痂。创面无水泡，呈蜡白或蜡黄色，触之如皮革或碳化。皮肤感觉消失，皮温低。自然愈合后，皮肤功能丧失，常有畸形；有时创面难以愈合。

3. 儿童为什么容易发生烧（烫）伤?

（1）儿童因好奇掀翻放置在不安全处的沸水、热油、热汤、热粥等，导致烧（烫）伤。

（2）由于儿童活泼好动、年幼无知，加之火源缺乏防护，导致儿童误踩或靠火源、烤火不慎、玩火、燃放鞭炮、火药爆炸等引起烧（烫）伤。

（3）由于儿童缺乏化学知识，分不清是否为有害液体，导致化学烧（烫）伤。

4. 儿童烧（烫）伤怎样预防?

（1）加强安全管理：安全管理的目的在于创造一个减少或消除危险因素存在的环境。家长应妥善放置沸水、高温的油和汤等，室内电器、电源应有防止触电的安全装置。

（2）安全教育与安全训练：过度保护不利于培养儿童避免危险的能力，对有理解能力的儿童要尽早进行安全教育与训练，教育儿童不能随意玩火柴、鞭炮、打火机、酒精、汽油、煤气等危险物品。

153

温馨提示

一旦发生儿童烧（烫）伤，应立即消除烧（烫）伤的原因，保护创面，设法止痛，使患儿安静，送医院治疗。

四、儿童溺水怎样预防

1. 什么是儿童溺水?

儿童溺水是指当儿童淹没在水中时,导致儿童不能呼吸,引起窒息缺氧、心跳停止。

2. 儿童溺水有哪些表现?

呼吸微弱或停止,面部发绀、肿胀,双眼充血,口腔、鼻腔和气管充满血性泡沫,肢体冰凉,脉搏细弱,甚至抽搐或呼吸、心跳停止。

3. 儿童为什么容易发生溺水?

(1)由于儿童(尤其是男童)活泼好动、年幼无知、不会游泳,又喜欢玩水;如果疏于照顾,极易发生失足落入水中引起溺水。

(2)运输船只不安全操作,引起沉船事故,儿童不会游泳,无自我保护能力,极易造成溺水。

(3)患有某些疾病(如心脏病、癫痫、精神病)的儿童,当行走在桥上或河边时疾病突然发作而跌入水中,导致溺水。

4. 儿童溺水怎么预防?

(1)在儿童经常玩耍的河流、池塘、游泳池等周围设置防护栏,为儿童创造一个安全的环境。

(2)对5岁以上的儿童开设游泳课,提高儿童自

154

救能力。

（3）教育儿童不可独自或与小朋友去无安全措施的江湖和池塘玩水、游泳，中小学生在无家长或老师带领的情况下不准游泳。

温馨提示

　　一旦儿童发生溺水，应立刻抢救。抢救的关键是迅速使气道通畅，恢复呼吸和循环。

五、儿童跌落伤怎样预防

1. 什么是儿童跌落伤?

儿童跌落伤是指儿童突然跌倒或坠落，撞击在同一或较低的水平面而导致的伤害；但不包括儿童跌落入牲畜群中、燃烧的建筑物中、火焰中、水中、运转的机器中、车辆下等造成的伤害。

2. 儿童跌落伤有哪些表现?

（1）轻伤：一般的撕裂伤或扭伤，不影响生命。

（2）中度伤：广泛软组织损伤，四肢长骨骨折。

（3）重伤：内脏器官损伤、脑损伤、休克等，有生命危险。

3. 儿童为什么容易发生跌落伤?

（1）婴幼儿运动能力差，易从床上、楼梯处、高

155

处跌落，导致跌落伤。

（2）学龄前儿童喜欢游戏追逐、奔跑、打闹、爬高，但自我控制能力差，易发生跌落伤。

（3）学龄儿童发生跌落伤大多与不适当的体育活动有关。

4. 儿童跌落伤怎么预防？

（1）婴幼儿居室的窗户、楼梯、阳台、睡床等都应安置栏杆，幼儿园、中小学的建筑物应符合安全标准，学校体育设置应有安全保护。

（2）家长、托幼机构的工作人员和学校的教师必须对儿童跌落伤有预见性，应具备预防儿童跌落伤发生的常识，及时发现和排除儿童跌落伤可能发生的危险因素，使儿童在家庭内外均有一个安全的环境。

（3）教育幼儿不能从高处往下跳，教育学龄前儿童不要在不安全状况下追逐、奔跑、打闹、爬高，教育学龄儿童不要参加不安全的体育活动和竞技活动。

温馨提示

儿童发生跌落伤后，家长要密切观察患儿表现，发现异常立即送医院诊治。

第十章

儿童五官常见疾病预防

一、儿童弱视怎样预防

1. 什么是儿童弱视？

儿童弱视是儿童视觉发育期由于异常视觉经验（单眼斜视、屈光参差、高度屈光不正及形觉剥夺）引起的单眼或双眼最佳矫正视力下降，眼部检查无器质性病变，远视力达不到0.9，配戴眼镜视力得不到矫正。

2. 儿童弱视有哪些表现？

（1）观察儿童视物姿势，如儿童看书、看电视、玩玩具都靠得很近，眯眼或歪着头看东西，常提示视力异常。

（2）儿童常不能追随移动的物体，对强烈的光线没有眨眼反射。患儿常还伴有视功能异常，主要表现为立体视觉的异常。

（3）有些儿童双眼视力相差很大，一眼接近正常，另一眼视力很低，常不易被发现。可采用遮盖一眼，让儿

157

童单眼视物的方法；若哭闹不安、撕遮盖物，则说明未遮盖眼视力差。灯光照在儿童双侧瞳孔时反射不对称。

3. 儿童为什么容易发生弱视?

（1）宫内发育不良。

（2）营养不均衡。

（3）不良的用眼习惯。

4. 儿童弱视怎样预防?

（1）加强孕期（特别是妊娠早期）保健，减少各种病毒感染。

（2）培养儿童良好的用眼习惯，视物距离不要过近，走路、坐车时不能看书；儿童看电视 30 分钟左右需要休息 5~10 分钟，眼与荧光屏距离应为屏幕对角线的 5~7 倍。

（3）注意合理营养，均衡饮食。多参加户外活动，坚持体育锻炼，使小儿的体质得到全面增强。

（4）对年满周岁的儿童，常规由专业眼科医生做 1 次全面检查；3 岁以内的儿童每 6 个月检查 1 次视力，3 岁以上的儿童每年检查 1 次视力，以便早期发现儿童弱视。

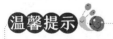

　　加强弱视知识的宣传教育，对预防和治疗弱视，提高治愈率具有重要作用。

二、儿童听力障碍怎样预防

1. 什么是听力障碍?

听力障碍是指听觉系统中的传音、感音和对声音综合分析的各级神经中枢发生器质性或功能性异常,导致听力出现不同程度的减退。儿童听力障碍指 15 岁以下的儿童,其较好耳 0.5、1、2 和 4kHz 四个频率永久性平均值等于或大于 31dB。

2. 儿童听力障碍有哪些类型?

(1) 按耳聋的性质及部位分类

1) 传导性耳聋:凡病变仅在外耳和中耳,并影响导音功能者,均为传导性耳聋。如外耳和中耳的发育畸形、外耳道阻塞性疾病、中耳炎性或非炎性疾病、耳硬化等,都可引起传导性耳聋。

2) 感音性耳聋:凡直接影响到末梢感受器、听神经传导途径和听中枢的各种病变,都可以造成感音性耳聋。其又可分为以下三种:①耳蜗性聋:凡病变局限于耳蜗,并影响其感音功能者,即为耳蜗性聋。由于耳蜗血液供应比较脆弱,很容易受损,凡是位于耳蜗的病变,都能引起耳蜗性耳聋。②神经性聋:凡病变直接影响到神经节或发生在听神经传导通路上的,均为神经性聋。③中枢性聋:病变位于脑干与大脑,累及耳蜗神经核及其中枢传导通路、听觉皮质中枢时

159

导致中枢性耳聋。

（2）按患病时间分类

1）先天性聋：包括外耳道先天性闭锁、中耳或内耳畸形、妊娠期及围产期所致婴儿的各种耳聋。

2）后天性聋：包括外耳和中耳各种传导性聋，如外耳道后天性闭锁、化脓性中耳炎、外耳及中耳肿瘤、各种外伤及耳硬化症等；感音神经性聋中，包括各种传染病所致的各种感音聋、药物中毒性聋、迷路炎、听神经瘤、听神经病等。

3. 儿童听力障碍有什么表现?

（1）与孩子交谈时，孩子经常会问"什么"或"你再说一遍"，或者表现出没有听清的状态。

（2）孩子与人交谈时，有眼睛紧盯着讲话人的嘴的习惯，这是听力障碍孩子特有的一种"唇读"的表现。

（3）在呼唤孩子时，孩子无反应或反应迟钝，而且孩子对声源的位置判别能力很差。如果在孩子的一侧喊他时，他不能准确地把头或身子转向呼唤人的位置，而是转向相反的或者其他方向。

（4）发音不准确，讲话不清楚，韵母音很重，家长常误认为孩子在发音器官上出了什么问题，实际上是感觉神经性耳聋的一种特有的表现。

（5）上课时注意力不集中，对教师提出的问题常常答非所问。

（6）看电视或听收音机时，离电视或收音机的距离很近，或喜欢将电视机和收音机的声音开得很大。

4. 儿童为什么容易发生听力障碍？

（1）孕母怀孕期间（尤其是妊娠前3个月）接触放射线、一氧化碳中毒、病毒感染、应用耳毒性药物等导致胎儿外耳道先天性闭锁、中耳或内耳发育畸形等。

（2）儿童长时间暴露于噪音环境中，耳道感染，滥用耳毒性药物。

5. 儿童听力障碍怎么预防？

（1）优生优育是避免遗传性听力障碍的有效途径。对于有遗传性疾病家族史的患者要进行遗传学检查和评价，避免近亲结婚，进行婚前医学检查都是必不可少的。孕母怀孕期间（尤其是妊娠前3个月）应注意避免接触辐射、病毒感染、一氧化碳中毒、耳毒性药物等，以免引起胎儿内耳发育畸形。

（2）避免儿童长时间暴露于噪音环境中，为儿童提供噪音防护。

（3）避免应用耳毒性药物　儿童应避免使用耳毒性药物（如链霉素等氨基糖苷类抗生素），尤其是婴幼儿和听力轻度异常的儿童。

（4）3岁以前是儿童听力和言语发育的关键期，不同程度的听力障碍可导致儿童语言发育迟滞。因此，早期发现儿童的听力障碍，早期进行干预，可以避免因听力障碍带来语言障碍和社会交往障碍。

（5）及时治疗可能引起耳聋的病因：①积极治疗各种原因引起的新生儿黄疸；②积极治疗引起耳聋的常见耳部疾病，如化脓性中耳炎、慢性分泌性中耳炎、耳硬化症等；③如果儿童听力与其发育水平不一致时，应及时到医院进行检查。

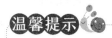

　　预防儿童听力障碍的关键是早期发现和早期干预，应普及新生儿听力筛查。

三、儿童龋齿怎样预防

1. 什么是龋齿？

　　龋齿（又称虫牙）是由多种因素的作用导致牙齿脱钙、软化、着色、破坏、龋洞形成。龋齿是儿童最常见的牙科疾病。

2. 儿童龋齿有哪些表现？

162

　　（1）颜色：在初期，由于细菌产酸造成牙齿釉质的脱矿化，可以观察到牙刺釉质表面有些地方失去透明感而成为无光泽的白色；以后随着色素附着，颜色越来越深，呈现棕色、褐色斑或黑色。

　　（2）硬度：牙齿受到损害后牙齿脱钙，导致牙齿的硬度下降、失去光泽度和软化。

（3）形态：随着龋齿病变部位脱钙、溶解，牙齿逐渐失去原有的形态，出现"龋洞"。

（4）牙痛：当牙齿损害发展到牙本质层时，儿童常感牙痛（尤其是在吃冷、热、酸、甜的食物时）。

3. 儿童为什么容易患龋齿？

（1）细菌：儿童口腔里有许多细菌，其中乳杆菌、变形球菌是引起龋齿的致病菌。黏附于牙面的细菌及其代谢产物在口腔中遇到糖就会发酵、产酸，酸侵蚀牙齿，导致龋齿。

（2）食物：细菌不但利用食物获取热量、利用食物中的糖产酸；而且利用食物在牙齿表面定植、生长、繁殖。同时，食物中的营养成分被细菌消化吸收后，还会影响牙齿的发育和唾液分泌。

（3）唾液：人的唾液本身含有钙、磷酸盐、碳酸盐和其他无机离子，以维持牙齿的完整。当唾液分泌减少，加上细菌和食物的作用，就可能发生龋齿。

4. 儿童龋齿怎样预防？

（1）注意口腔卫生：从小培养儿童睡觉前尽量少吃东西或者养成睡前清洁牙齿习惯。3 岁以后，培养儿童饭后漱口、早晚刷牙和正确的刷牙方法。正确的刷牙方法为"上牙由上往下刷，下牙由下往上刷，里里外外都要刷，顺着牙缝上下刷"。正确的刷牙方法既能将牙缝和牙面上的食物残渣刷洗干净，又不容易损

163

伤牙龈和过度磨损牙齿表面。

（2）培养良好的饮食习惯

1）营养均衡：不偏食，适当增加含钙食物（如奶制品），以增强牙齿的抵抗力。

2）加强咀嚼功能：鼓励孩子多吃粗粮等多纤维食物，增加唾液分泌，有效清洁牙齿。

3）少吃甜食，甜食中含有过多的蔗糖，有利于菌斑形成，菌斑中的细菌利用蔗糖发酵形成酸，严重侵蚀牙齿。

4）避免儿童含着奶瓶睡觉。因奶瓶内的奶将为口腔内细菌提供营养，其中的糖被细菌分解发酵、产酸后，腐蚀牙齿，形成龋齿。

（3）定期口腔健康检查，给孩子一口健康的牙齿。

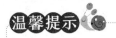 温馨提示

　　婴儿在萌出第一颗乳牙时就应进行口腔专科检查，使家长获得科学喂养和保健知识。

四、儿童鼾症怎样预防

1. 什么是鼾症？

　　鼾症（又称打呼噜）是由于各种原因导致腺样体肥大，堵塞上呼吸道，引起鼻塞、张口呼吸、睡眠打

鼾、睡眠不安。

2. 儿童鼾症有哪些表现？

（1）夜间：睡觉打呼噜、张口呼吸、吸气费力，甚至口唇发紫。睡眠不安稳，活动过度，多汗。觉醒、挣扎或睡眠惊恐、憋气、夜间呼吸暂停。遗尿。

（2）白天：精神不振，头晕，注意力不集中，记忆力下降，学习成绩差。

3. 儿童鼾症有什么危害？

（1）导致儿童体格生长发育缓慢：鼾症导致儿童睡眠质量下降，影响儿童生长发育，如个子矮小、消瘦等。

（2）导致儿童智力发育落后：鼾症会使儿童在睡眠中严重缺氧，直接导致脑部发育的供氧不足，特别是 3~6 岁儿童脑部发育最快的阶段，如脑部缺氧将会伤害脑神经细胞，长期下去会影响脑部发育，使儿童的专注力、集中力、智商比正常儿童差。

（3）影响儿童的面容：儿童在打鼾时由于鼻咽部阻塞、张口呼吸，上下牙齿咬合不正常，面部肌肉不易活动，缺乏表情，时间长了导致面部畸形发育，形成"腺样体面容"。

（4）引起分泌性中耳炎：腺样体肥大如果堵塞鼻咽部侧壁的咽鼓管口，则会引起分泌性中耳炎，出现耳胀感、耳闷、听力下降等症状。

（5）引起儿童鼻窦炎：腺样体肥大堵塞后鼻孔，

容易引起鼻窦炎，流涕，鼻塞等。

4. 儿童为什么容易患鼾症？

（1）儿童鼾症的病因是扁桃体和腺样体肥大，腺样体是位于鼻腔后面一块淋巴组织，是儿童抵抗多种致病因素的第一道防线。

（2）在儿童期（特别是婴幼儿）由于各种原因，易导致腺样体肥大，堵塞后鼻孔出口，会引起许多疾病，如：反复呼吸道感染、鼻窦炎、慢性咳嗽、咽炎等。

（3）肥大的腺样体堵塞上呼吸道时，出现鼻塞、张口呼吸、睡眠打鼾、睡眠不安，患儿不时翻身，仰卧时更明显。长期鼻塞、呼吸不畅，还会影响心、肺功能，严重者可引起肺心病、心肌受损。

5. 儿童鼾症怎么预防？

（1）保持营养均衡，合理饮食，防止因营养过剩而出现肥胖。

（2）保持作息时间的规律性，减少夜间的剧烈活动。

（3）锻炼身体，增强体质，减少上呼吸道感染，避免炎症加重上呼吸道阻塞。

（4）若患儿仰面睡觉有鼾声，可以侧睡或头部适当垫高。如果发现孩子出现明显的呼噜声、睡觉不安稳、频繁醒来等，要到正规医院耳鼻喉科检查和治疗。如果等孩子出现"腺样体面容"，就很难再恢复了。至于是否需要手术，要听取耳鼻咽喉科医生的意见。